LES ACTUALITÉS MÉDICALES

LES FOLIES INTERMITTENTES

La Psychose maniaque-dépressive

LES ACTUALITÉS MÉDICALES

LES FOLIES INTERMITTENTES

La Psychose maniaque-dépressive

PAR

G. DENY | **Paul CAMUS**
MÉDECIN DE L'HOSPICE DE LA SALPÊTRIÈRE | INTERNE DES HÔPITAUX DE PARIS

Avec 10 Figures

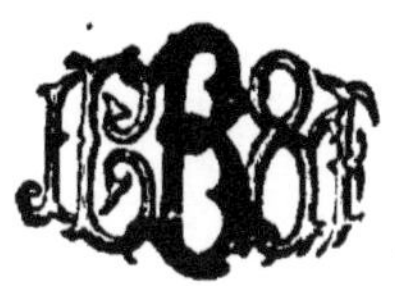

PARIS

LIBRAIRIE J.-B. BAILLIÈRE ET FILS
19, RUE HAUTEFEUILLE, 19

1907

LA PSYCHOSE MANIAQUE-DÉPRESSIVE

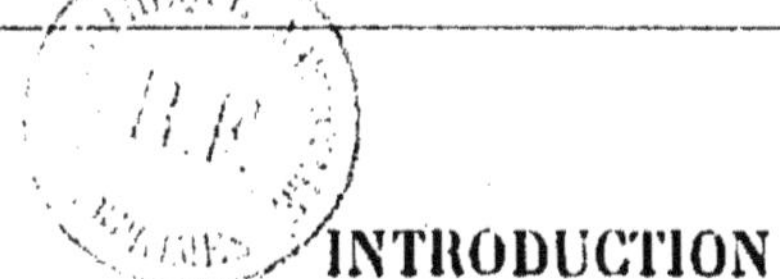

INTRODUCTION

On tend depuis quelques années à unifier, sous le terme générique de *psychose* ou de *folie maniaque-dépressive*, toutes les affections encore généralement décrites sous les noms de *folies intermittentes*, de *psychoses périodiques*, de *folies à double forme, alterne, circulaire*, etc., — et aussi la *manie* et la *mélancolie* dites *simples* ou *non récidivantes*.

Que, malgré la variété de ces dénominations, les états syndromiques qui viennent d'être énumérés — réserve faite de la *manie* et de la *mélancolie simples* — ne soient que les diverses modalités d'une seule et unique maladie fondamentale, c'est une notion banale qui ne mériterait pas d'être relevée, car elle est admise par presque tous les aliénistes ; aussi n'est-ce pas là que réside l'intérêt de la conception de la *folie maniaque-dépressive*.

Ce qui constitue d'abord son originalité, c'est sa prétention non déguisée de bannir du cadre des maladies mentales la *manie idiopathique*, et de reléguer la *mélancolie* au rang des psychoses de la période d'involution. Il y a là une première question de nosologie, sur laquelle il importe d'être fixé.

Il s'agit, en outre, de décider si les modifications qui ont été apportées dans ces derniers temps à l'ancienne nosographie des *folies intermittentes* ou *périodiques*, sont assez profondes pour légitimer la nouvelle dénomination de *psychose maniaque-dépressive* ; c'est même là le véritable nœud de la question.

La discussion de ces points litigieux trouvera place plus

loin ; mais auparavant, on nous permettra de noter que
la synthèse de la folie maniaque-dépressive — comme
celle de la démence précoce (1) — est issue des travaux
de l'École française. Elle a eu, en effet, pour précurseurs
deux des plus illustres médecins de la Salpêtrière,
Pierre Falret et Baillarger, et c'est Magnan qui en a
posé les premières bases au Congrès de médecine de
Berlin, en 1890.

Depuis, il est vrai, cette synthèse a grandi en Allemagne, elle s'est enrichie de plusieurs provinces, elle a
même reçu un nouveau nom...; autant de raisons, à notre
gré, pour ne pas faire le silence autour d'elle, mais pour
rendre encore plus solides les liens qui la rattachent à la
science française.

I. — HISTORIQUE CRITIQUE ET DÉFINITION

L'évolution historique de la *psychose maniaque-
dépressive* peut se diviser en trois périodes :

La première s'étend depuis les âges les plus reculés
de la médecine jusqu'au milieu du siècle dernier ; elle a
trait surtout aux rapports réciproques de la manie et de
la mélancolie ; on peut l'appeler *période des temps
anciens prolongée* ;

La deuxième période comprend la seconde moitié du
siècle qui vient de finir ; elle correspond à la découverte
de la folie circulaire et de la folie à double forme ;
c'est *la période française* par excellence, celle où l'École
de la Salpêtrière a brillé d'un si vif éclat ;

La troisième période est caractérisée par la synthèse
de tous les états habituellement décrits sous les termes
de manie et de dépression mélancolique simples, intermittentes, rémittentes, périodiques, de folies alternes, à
double forme, circulaires, etc. Née d'hier, puisqu'elle a
commencé en 1899, elle peut être désignée à bon droit
sous le nom de *période contemporaine*, ou, d'après les
travaux qu'elle compte jusqu'ici à son actif, sous celui
de *période allemande*.

I. Période ancienne (d'Hippocrate au milieu du

(1) Deny et Roy, La démence précoce (*Actualités médicales*).

xixᵉ, siècle). — Nous ne nous appesantirons pas sur cette période parce qu'elle n'a, en réalité, que des rapports très éloignés avec l'histoire de la folie maniaque-dépressive.

Nous nous bornerons à rappeler que dès la plus haute antiquité, les médecins ont noté non seulement la répétition à des intervalles plus ou moins rapprochés chez les mêmes malades d'*accès de manie* et de *mélancolie*, mais encore l'alternance de ces mêmes accès et aussi la transformation de la manie en mélancolie et réciproquement (Arétée, Boerhaave, Cullen, Willis, etc.).

Pinel et Esquirol n'ont fait à ce point de vue que confirmer les observations de leurs devanciers, et dans la périodicité ou la succession des accès de manie et de mélancolie, ils n'ont vu qu'un fait banal, accidentel, une simple particularité de la marche de la folie. Dès cette époque cependant, plusieurs auteurs, Dubuisson, Fodéré, Anceaume, etc., avaient été frappés de la plus grande gravité, comparée à celle des accès de manie simple, des accès de manie périodique, intermittente ou compliquée de mélancolie.

Un peu plus tard, Guislain en 1833, Griesinger en 1845, insistaient à leur tour sur la fréquence des alternatives de la manie et de la mélancolie, mais sans y attacher non plus une importance particulière; notons seulement que Griesinger comparait déjà, au point de vue de sa gravité, la manie périodique à une véritable *épilepsie psychique*, opinion qui a été reprise et développée depuis, par Morel et par quelques auteurs modernes.

Le seul point intéressant à retenir de cette première étape de l'histoire des rapports de la manie et de la mélancolie, c'est que tous les aliénistes, aussi bien ceux dont nous venons de citer les noms, que ceux dont nous avons volontairement omis de parler, tous sans exception, ont considéré la *manie* et la *mélancolie* comme deux entités distinctes, si étroites que fussent, par ailleurs, les relations existantes entre les accès de l'une et ceux de l'autre.

A la vérité, on ne saurait se montrer surpris qu'en présence de deux états en apparence aussi disparates, aussi discordants, que les états maniaques et les états mélancoliques, les anciens manigraphes, y compris ceux de la première moitié du siècle dernier, n'aient pas un seul instant songé à les rapprocher et à les fondre dans une même espèce morbide.

II. Période française (1851-1899). — On peut faire commencer cette période avec les leçons publiées en 1851, dans la *Gazette des Hôpitaux* par Pierre Falret, leçons dans lesquelles cet auteur mentionne à côté des *types intermittents* de la manie « un autre état d'intermittence qui s'observe entre la période d'affaissement et la période d'excitation de la *forme circulaire* des maladies mentales..... ; cette forme consiste, non comme on l'a dit fréquemment, dans l'alternative de la manie et de la mélancolie séparées par un intervalle lucide plus ou moins prolongé, mais dans le roulement de l'exaltation maniaque, simple suractivité des facultés, avec la suspension de l'intelligence. Une période d'excitation alterne avec une période d'affaissement, ordinairement plus longue ».

Bien que P. Falret ait assigné dès cette époque quelques caractères particuliers à cette *forme circulaire* et qu'il en ait signalé en particulier l'incurabilité, il ne l'a véritablement décrite comme maladie distincte qu'après la lecture faite par Baillarger à l'Académie de médecine, en 1854, d'un mémoire intitulé : « *Note sur un genre de folie dont les accès sont caractérisés par deux périodes régulières, l'une de dépression et l'autre d'excitation* ».

« En rapprochant et en comparant un certain nombre d'observations, dit Baillarger dans ce mémoire, on reconnaît qu'il existe des cas assez nombreux dans lesquels il est impossible de considérer isolément et comme deux affections distinctes, l'excitation et la dépression qui se succèdent chez le même malade. Cette succession, en effet, n'a pas lieu au hasard et j'ai pu m'assurer qu'il existe des rapports entre la durée et l'intensité des deux états, qui ne sont évidemment que deux périodes d'un même accès. » La conséquence tirée par Baillarger de cette constatation, « c'est que ces accès n'appartiennent en propre ni à la mélancolie, ni à la manie, mais qu'ils constituent un genre spécial d'aliénation, caractérisé par l'existence régulière de deux périodes, l'une d'excitation, l'autre de dépression. »

C'est ce genre de folie que Baillarger désigna sous le nom de *folie à double forme*.

Il montra en outre que les accès de cette affection se présentent tantôt à *l'état isolé*, tantôt se *reproduisent d'une manière intermittente* et, dans d'autres cas, peuvent *se succéder sans interruption*.

La communication de Baillarger souleva une réclamation de priorité de la part de Pierre Falret, qui lut à son tour à l'Académie quelques jours après, un travail ayant pour titre : « Mémoire sur la *folie circulaire*, forme de maladie mentale caractérisée par la *reproduction successive et régulière de l'état maniaque, de l'état mélancolique et d'un intervalle lucide* plus ou moins prolongé. »

Les accès de cette forme de folie se composaient donc de *trois stades* juxtaposés dans l'ordre suivant : un stade *maniaque*, un stade de *dépression* et un *intervalle lucide*.

Cet intervalle lucide que P. Falret, dans ses leçons de 1851, plaçait entre le stade mélancolique et le stade maniaque est, dit-il, généralement plus court que les périodes d'excitation et d'affaissement considérées isolément.

Il résulte clairement de ces textes, qu'entre la folie à double forme de Baillarger et la folie circulaire de P. Falret, la seule différence consistait dans ce fait, que ce dernier auteur considérait comme faisant partie intégrante des accès, un intervalle lucide que Baillarger en excluait.

Or il est bien évident que cet intervalle lucide n'avait pour P. Falret qu'une importance tout à fait accessoire dans la constitution de l'accès et qu'il ne l'y avait introduit que pour justifier le terme de *folie circulaire*, opposé par lui à celui de folie à double forme. Ce qui prouve l'exactitude de cette interprétation, c'est la phrase suivante extraite de son mémoire : « Les *deux états dont la succession constitue la folie circulaire*, ne sont ni la manie, ni la mélancolie proprement dites avec leurs caractères habituels : c'est en quelque sorte le fond de ces *deux* espèces de maladie mentale sans leur relief » (1).

_____

(1) J.-P. FALRET, Leçons cliniques de médecine mentale, 1854, p. 249.

Bref, par conséquent, on peut dire que Baillarger et P. Falret ont décrit presque simultanément la même maladie sous deux noms différents.

Ajoutons toutefois que c'est à P. Falret que revient le mérite d'avoir mis en relief les principaux caractères de cette nouvelle affection, notamment le rôle important dévolu à l'hérédité dans sa production, sa plus grande fréquence chez la femme que chez l'homme, la gravité de son pronostic, etc., tous caractères qui ont été reconnus exacts par les auteurs qui ont suivi et qui sont encore aujourd'hui universellement admis.

La conclusion capitale qui se dégage de ce débat, c'est que ce sont les travaux de Pierre Falret et de Baillarger qui ont définitivement isolé de la manie et de la mélancolie classiques une nouvelle entité clinique, à laquelle ces auteurs ont respectivement donné le nom de *folie circulaire* et de *folie à double forme* ; mais en réalité, il ne s'agissait là, comme on vient de le voir, et comme la suite le démontrera plus encore, que d'une seule maladie pouvant revêtir deux modalités différentes.

Malgré la haute autorité de ses parrains, la nouvelle entité morbide ne fut pas accueillie avec beaucoup d'enthousiasme par les aliénistes de l'époque.

Morel, qui était pourtant l'élève de Pierre Falret, ne voulut pas accorder une place dans sa classification à la folie à double forme ou circulaire : « Je ne puis, dit-il un peu dédaigneusement, en parlant de cette affection, accepter pour des formes distinctes, pour des genres spéciaux, des situations pathologiques qui sont observées dans toutes les variétés de folie en général » (1).

Examinant ensuite comment il convient d'interpréter les périodes d'alternance, d'intermittence et de rémission chez les aliénés, Morel déclare qu'il n'y a là aucune des conditions requises pour la création d'un genre spécial, d'une variété particulière de folie ; et suivant encore une fois les mêmes errements qui l'avaient déjà empêché de considérer la *démence précoce* comme une entité distincte, il fit rentrer ces phénomènes d'alternance, de périodicité et d'intermittence dans la première classe de ses *Aliénations héréditaires*.

(1) Morel, Traité des maladies mentales, 1868, p. 477.

Dagonet, en 1862 et plus tard en 1876, observe la même attitude que Morel et n'accorde qu'une brève mention à la folie à double forme dans son Traité des maladies mentales, sans lui donner davantage droit de cité dans sa classification.

Mieux inspiré, Marcé lui fit, la même année, meilleur accueil et mit d'accord Pierre Falret et Baillarger en proposant de n'appliquer le nom de folie à double forme qu'aux accès de manie-mélancolie qui sont séparés par un intervalle nettement accusé et de réserver celui de folie circulaire aux mêmes accès lorsqu'ils se succèdent sans interruption.

Cette subdivision fut généralement acceptée et se trouve encore aujourd'hui reproduite dans la plupart des ouvrages de médecine mentale.

Malgré cela, la légitimité de la nouvelle entité psychiatrique ne fut réellement consacrée qu'à la suite des articles que rédigèrent séparément Foville fils en 1872, Ritti en 1878, dans les deux dictionnaires de médecine, ensuite du mémoire que fit paraître à la même époque Jules Falret *sur la folie circulaire* ou *folie à formes alternes*, et enfin, après la publication, en 1882, de la monographie, aujourd'hui classique, de Ritti sur la *folie à double forme*.

A partir de cette époque, tous les aliénistes français : Magnan et Cullerre en 1890, Régis en 1892, Gilbert Ballet en 1894, etc., s'accordèrent pour ranger la folie circulaire ou à double forme à côté de la manie et de la mélancolie récidivantes dans un groupe spécial, celui des *psychoses périodiques* ou *intermittentes*.

A l'étranger, surtout en Allemagne, la plupart des auteurs s'étaient déjà ralliés aux idées défendues en France par P. Falret et Baillarger.

Un des premiers, Griesinger insista sur la fréquence de la transformation de la mélancolie en manie et le retour de celle-ci à la mélancolie. « La maladie, dans sa totalité, représente alors, dit cet auteur, un cercle morbide dans lequel ces deux formes mentales alternent souvent d'une façon régulière (c'est la folie circulaire sur laquelle les Français ont discuté il y a quelques années). D'autres observateurs et je suis du nombre, ont vu des cas où régulièrement à une saison, par exemple en hiver, il survient une profonde mélancolie, puis, au printemps, celle-ci fait place à la manie, qui à son tour, en automne, dégénère peu à peu en mélancolie » (1).

L. Meyer, en 1874, cherche à établir que la folie à double forme est due à des troubles trophiques. L. Kirn, en 1878, range la folie circulaire parmi les psychoses périodiques. Son exemple est suivi par Kraft-Ebing, Schule, etc.

Cette opinion est également adoptée par Kræpelin qui, dans la 4ᵉ édition de son Traité de Psychiatrie, en 1893, classe dans les *maladies constitutionnelles incurables à marche chronique*, à côté de la *folie systématisée*, les *folies périodiques* dont il distingue quatre groupes : les formes *délirantes*, les formes *maniaques*, les formes *circulaires* et les formes *dépressives*.

Sauf quelques légères variantes de terminologie, ce classement, comme on le voit, est tout à fait comparable à celui qui avait cours en France à la même époque.

III. Période allemande (1899-1906). — C'est en 1899 que Kræpelin proposa, dans la 6ᵉ édition de son Traité de Psychiatrie, une nouvelle classification des maladies mentales, complètement différente de celle qui avait paru dans les éditions précédentes.

Nous n'insisterons pas sur les avantages de cette classification qui permet de réunir et de grouper en un certain nombre d'espèces nosologiques bien définies, dont l'évolution peut être annoncée et prédite à l'avance, la plupart des états syndromiques, considérés jusqu'alors comme de véritables entités. Nous nous bornerons à signaler les changements apportés par le professeur de Munich à sa conception du groupe des *psychoses périodiques*.

Kræpelin observa tout d'abord, comme l'avaient déjà fait Morel et Magnan, que la *répétition* plus ou moins régulière ou l'*alternance* des accès de manie et de mélancolie, n'étaient pas des caractères assez importants pour constituer des espèces distinctes.

Il montra, en outre, que les *psychoses* dites *intermittentes, périodiques, circulaires, à double forme, alternes*, etc., présentant toutes la même évolution, il

____

(1) Griesinger, Traité des maladies mentales, 1873, p. 275.

était plus logique de considérer tous ces états comme les manifestations, les équivalents d'une seule maladie fondamentale, *la folie maniaque-dépressive*.

Se basant ensuite sur le fait que, malgré le très grand nombre de malades dont il avait suivi l'évolution, il n'avait jamais observé un seul cas de manie qui n'ait été suivi de récidive, et tenant compte de cet autre fait que les cas de manie étiquetés *simples* par les auteurs, sont impossibles à distinguer des cas de manie récidivante ou intermittente, Kræpelin émit l'opinion que la manie classique, la manie de Pinel et d'Esquirol, qui avait, du reste, été déjà frappée d'ostracisme par les deux Falret et par Morel, devait être définitivement bannie du cadre des maladies mentales, comme forme clinique indépendante et que tous les états d'excitation, décrits sous ce nom, relevaient de la folie maniaque-dépressive.

Kræpelin fit remarquer enfin que, parmi les états *dépressifs* dits mélancoliques, il convenait de décrire à part ceux qui, survenant à la période d'involution et dans la sénilité, ont d'*autres causes*, d'*autres symptômes* et une *autre terminaison* que ceux qui se montrent aux autres phases de la vie.

Les premiers constituent un groupe à part, celui de la *mélancolie d'involution sénile* ou *présénile*. Quant aux états dépressifs de la jeunesse ou de l'âge mûr, qui toujours récidivent ou alternent avec des états d'excitation, ils doivent être rattachés à la folie maniaque-dépressive, quand ils ne sont pas symptomatiques de la démence précoce.

Telles sont les principales considérations qui ont conduit Kræpelin à réunir et à grouper sous une seule étiquette, les états psychopathiques considérés avant lui comme autant d'espèces morbides.

A la vérité, Magnan avait déjà fait remarquer en 1800, au Congrès de médecine de Berlin, « que les distinctions établies par les auteurs entre les *folies intermittentes*, les *folies circulaires*, etc., reposaient sur des caractères assurément très apparents, très saillants, mais néanmoins secondaires et limités à une phase épisodique de la maladie (1) ». Aussi cet auteur proposa-t-il de conserver

(1) MAGNAN, Recherches sur les centres nerveux, 2e série, 1893, p. 499.

seulement la dénomination de *folies intermittentes*; mais il écarta délibérément de ce groupe, en se basant sur de chimériques différences, une *excitation maniaque* et une *dépression mélancolique dégénératives*, en même temps qu'une *manie* et une *mélancolie simples*.

Comme nous l'avons vu, c'est Kræpelin qui, quelques années plus tard, devait compléter l'essai de reconstitution ébauché par Magnan.

Bien qu'elle soit certainement appelée à jouer en psychiatrie un rôle non moins considérable que celle de la démence précoce, la synthèse de la folie maniaque-dépressive n'a eu jusqu'ici que peu de retentissement en France.

Sérieux a pourtant pris le soin, dans une série de publications du plus haut intérêt, de mettre en valeur la nouvelle classification des maladies mentales du professeur de Munich, mais jusqu'à présent, son appel n'a guère été entendu que par ses élèves Capgras et Rogues de Fursac (1).

Les autres auteurs, ou gardent le silence sur la nouvelle entité psychiatrique, ou n'en parlent que pour la condamner.

C'est ainsi que dans la 3ᵉ édition de son *Précis de psychiatrie*, Régis se borne à déclarer, au chapitre de la « manie-mélancolie », qu'il ne croit pas « que les nouvelles théories de Kræpelin aient apporté quelque changement à la physionomie clinique de la maladie ».

Gilbert Ballet, dans le Xᵉ volume du *Traité de médecine* de Bouchard-Brissaud, n'est pas moins sévère : « Dans ces derniers temps, dit cet auteur, Kræpelin a singulièrement étendu le domaine de la folie périodique, en y comprenant tous les cas communément décrits sous le nom de « manie simple » et tous les états mélancoliques qui ne sont pas des mélancolies d'involution.... Cette théorie unitaire peut sembler séduisante au premier abord; cependant elle nous paraît trop absolue, et partant inadmissible ».

(1) CAPGRAS, Essai de réduction de la mélancolie en une psychose d'involution sénile (Th. de Paris, 1900). — ROGUES DE FURSAC, Manuel de psychiatrie, 2ᵉ édition. Paris. 1904.

Pour Gilbert Ballet, la distinction entre la manie et la mélancolie simples d'une part, la manie et la mélancolie périodiques ou intermittentes de l'autre, serait justifiée par l'intensité plus grande des symptômes de la manie et de la mélancolie simples dont les accès seraient, en outre, précédés de quelques prodromes et provoqués par une cause physique ou morale facilement appréciable (chagrins, surmenage, maladies infectieuses, etc.).

Les accès de manie et de mélancolie périodiques, au contraire, éclateraient en général brusquement, sans cause occasionnelle bien nette et conserveraient toujours des allures modérées.

La valeur de ces prétendus caractères différentiels, déjà énoncés autrefois par Magnan, sera discutée ultérieurement, mais d'ores et déjà ils ne sauraient être acceptés sans réserves, Gilbert Ballet lui-même ayant pris la précaution de nous dire, dans un autre passage de son chapitre sur les psychoses périodiques « qu'à quelques particularités près, la manie et la mélancolie intermittentes ne diffèrent ni de la manie et de la mélancolie simples, ni de la manie et de la mélancolie dégénératives » (1). On est d'autant plus tenté de se rallier à cette dernière manière de voir que, dans l'ouvrage cité plus haut, Régis n'hésite pas à déclarer que la *manie* et la *mélancolie cycliques*, la *manie* et la *mélancolie intermittentes*, etc., ne sont pas des états spéciaux et qu'elles ne diffèrent en rien de la *manie* et de la *mélancolie simples*. Et pour qu'il ne reste aucun doute sur sa pensée, Régis ajoute : « Il n'y a donc pas lieu de décrire à la folie à double forme une symptomatologie spéciale ; il suffit d'indiquer que l'accès qui la compose est constitué par une période de manie et une période de mélancolie, pour en connaître d'avance les symptômes » (2).

Ce qui donne plus de poids à cette affirmation, c'est que Régis n'a accueilli jusqu'ici qu'assez froidement les spéculations de la psychiatrie allemande. Ce n'est donc pas à la légère qu'il s'est rallié sur ce point aux idées déjà exprimées, plus ou moins explicitement, par quelques

(1) GILBERT BALLET, Traité de médecine de BOUCHARD et BRISSAUD, 2e édition, Xe volume, p. 893.
(2) RÉGIS, Précis de psychiatrie, 3e édition, 1906, p. 269.

auteurs étrangers tels que Erp Taalman (de Dordrecht),
Otto Hinrichsen (de Zurich), Weygandt (de Wurzbourg),
Thomsen (de Bonn), Claus (d'Anvers), etc.

Le premier de ces auteurs a constaté que, sur 107 cas
diagnostiqués *manie*, l'évolution de l'affection ne permit
de maintenir ce diagnostic que 4 fois (1).

Otto Hinrichsen (2) a également remarqué que la
proportion des guérisons dans les cas de manie datant
de plus de vingt ans n'était que de 4,7 p. 100.

Weygandt est encore plus catégorique : « On établit
souvent, dit cet auteur, une distinction entre la manie
simple et la manie périodique, comme entre la dépression simple et la dépression périodique. De même, on
distingue les cas dans lesquels il existe une alternance
régulière des états de dépression et d'agitation, c'est-
à-dire la folie circulaire. Mais comme il n'est pas possible
de reconnaître, d'après l'examen des diverses formes
isolées de ces états, si l'on se trouve en présence d'une
manie ou d'une dépression simples ou bien d'une manie
ou d'une dépression circulaires ; comme, d'autre part,
la nature congénitale et héréditaire de ces différents
types morbides permet de les ramener à un grand
groupe unique, il est préférable de les comprendre avec
Kræpelin sous une seule rubrique (3)... »

Thomsen se refuse également à considérer la manie
simple comme une entité morbide : cet auteur va même
plus loin et met en doute l'existence de la manie périodique, au moins à l'état de pureté, parce qu'elle est
toujours suivie d'une phase de dépression plus ou moins
accentuée (4). La manie périodique se confondrait donc
avec la folie à double forme, opinion qui avait, du reste,
été déjà formulée par Griesinger, et qui, comme on le
verra plus loin, mérite d'être prise en considération.

En Belgique, Claus nous apprend qu'il s'est livré à
une enquête au sujet de tous les cas de manie et de

---

(1) Erp Taalman in *Allg. Zeitsch. f. Psych.*, 1897, et *Traité de
pathol. ment.* de Gilbert Ballet.

(2) Hinrichsen, *Ibid.*

(3) Weygandt-Roubinovitch, Atlas-manuel de psychiatrie. Paris,
1903, p. 306.

(4) Thomsen, Congrès des médecins aliénistes français, session
de Bauxelles, 1903, 2e volume, p. 69.

mélancolie inscrits comme tels à leur entrée à l'asile...
« Or, dit cet auteur, je dois déclarer que le résultat de
cette enquête a été désastreux pour la manie et la mélancolie..... Les cas de manie et de mélancolie pures sont
rares » (1).

Une enquête semblable faite tout récemment en Italie
par Lambranzi et Perazzolo a donné les mêmes résultats,
à savoir l'extrême rareté, si même ils existent, des cas
de manie et de mélancolie simples non récidivantes (2).
La même opinion avait du reste été déjà défendue
plusieurs années auparavant par Finzi (3) et par
Vedrani (4).

De tous ces faits on peut conclure que la limite tracée
par les anciens auteurs, entre la manie et la mélancolie
simples d'une part, la manie et la mélancolie périodiques
d'autre part, est purement conventionnelle et que Kræpelin a eu raison de ranger la manie et la dépression simples dans l'ancien groupe des psychoses périodiques,
devenu aujourd'hui celui de la *folie maniaque-dépressive.*

Mais cette première question résolue, il nous faut
encore essayer de justifier cette dénomination.

On ne manquera pas, en effet, de nous objecter que,
même s'il était démontré que tous les états d'excitation
et de dépression sont suivis de récidives plus ou moins
nombreuses, et présentent, en même temps que la même
évolution, la même symptomatologie, il n'y aurait qu'à
rayer des classifications les rubriques de manie et de
mélancolie, en maintenant celles de psychoses périodiques ou de folies intermittentes généralement usitées
aujourd'hui. Nous n'y contredisons pas.

On conçoit, en effet, facilement — et c'est la thèse
soutenue par Bianchi, Tanzi, Franco da Rocha, etc., —
que l'on désigne sous le nom de psychose maniaque-
dépressive les accès de folie à double forme ou de folie
circulaire, puisque chacun de ces accès se compose en
réalité de deux phases : une phase d'excitation et une

<hr>

(1) CLARS, Catatonie et stupeur. Rapport au Congrès des aliénistes
français. Bruxelles, 1903, p. 49.
(2) LAMBRANZI et PERAZZOLO, *Giorn. di Psich. clin. e tecn. man.,*
1906, p. I-II.
(3) J. FINZI, *Bull. di manicomio prov. di Ferrara,* f. 3, 1899.
(4) VEDRANI, *Bull. di manicomio prov. di Ferrara,* 1899.

DENY. — Psychose maniaque-dépressive.   2

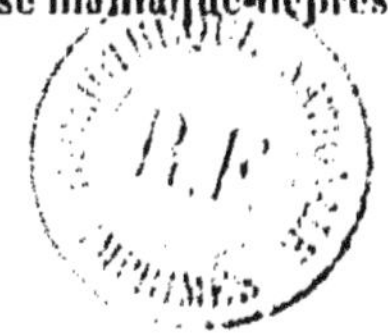

phase de dépression ; mais il semble, au premier abord, que cette expression ne puisse servir à spécifier les formes intermittentes ou périodiques qu'on distingue généralement en maniaques et mélancoliques.

Nous ferons remarquer en premier lieu que, de l'avis de tous les auteurs, les cas de manie périodique ou de mélancolie périodique pures ou sans mélange, sont tout à fait exceptionnels. Le plus souvent on observe deux, trois ou quatre accès de manie, puis un beau jour, au lieu de l'accès d'excitation attendu, on se trouve en présence d'un accès de dépression ; on dit alors qu'il s'agit d'une manie intermittente à type irrégulier (Arnaud).

Inversement, chez d'autres sujets, on voit la série des accès de mélancolie être interrompue de temps en temps par un accès d'excitation (mélancolie intermittente à type irrégulier des auteurs français).

Par conséquent, en envisageant non plus chaque accès isolément, mais l'ensemble des accès observés pendant toute la vie du malade, on est déjà en droit de dire que ces accès appartiennent au tableau de la folie maniaque-dépressive, puisque les uns sont à forme maniaque, les autres à forme dépressive. Mais il y a plus, et comme l'avait déjà fait observer Griesinger, et à sa suite différents auteurs, on peut affirmer que tous les accès prétendus d'excitation ou de dépression sont des accès à double forme *frustes*, dans lesquels l'une des phases morbides reste méconnue de l'entourage et même du médecin parce qu'elle est trop effacée, surtout si on la compare à l'autre.

En d'autres termes, les accès de manie intermittente sont, en réalité, des accès maniaco-mélancoliques, mais à *prépondérance maniaque* ; et les accès de mélancolie intermittente, des accès dépressivo-maniaques à *prépondérance dépressive*.

« Une observation attentive des malades, dit à ce sujet Rogues de Fursac, montre que la plupart des accès présentant le type maniaque ou le type dépressif sont, en réalité, des accès à double forme. Il est à peu près constant, en effet, d'apprendre par une enquête soigneuse que les symptômes d'excitation maniaque ont été précédés d'une période prodromique caractérisée par une dépression plus ou moins accentuée, ou de constater à la suite d'un accès de dépression, un accès d'excitation que rien ne justifie... « Tout accès de manie ou de mélancolie contient donc en germe les éléments de l'excitation et de la dépression. L'accès de folie circulaire devient ainsi le prototype dont dérivent tous les autres (1). »

Afranio Peixoto soutient la même opinion. « Les prétendues manies et mélancolies périodiques, dit cet auteur, sont des types d'accès maniaques-dépressifs communs, à prédominance de manie ou de mélancolie.... L'observation montre, en effet, que les accès maniaques et les accès mélancoliques, comme on les appelle couramment, sont des crises d'excitation mêlées de phénomènes dépressifs et *vice versa* : les uns et les autres sont, par conséquent, des accès à prédominance maniaque ou à prédominance dépressive » (2).

La dénomination de psychose maniaque-dépressive est donc encore, à ce nouveau point de vue, parfaitement légitime. Elle est également à l'abri de la critique dans les cas de folie à formes alternes (Delaye, Legrand du Saulle), dans laquelle les accès maniaques alternent régulièrement avec les accès mélancoliques.

Il suffit, du reste, de se rappeler que la maladie ne crée rien, qu'elle ne fait qu'exagérer des dispositions naturelles, pour reconnaître que les choses doivent se passer comme nous venons de les exposer. On ne saurait nier, en effet, que l'excitation du maniaque et la dépression du mélancolique existent à l'état d'ébauche chez tous les sujets.

Comme l'a fait observer avec beaucoup d'humour Gilbert Ballet, « le monde est plein de circulaires qu'on tient pour de simples lunatiques parce qu'on les trouve tantôt plus indifférents aux choses du monde et plus tristes qu'il ne convient, tantôt plus exubérants et plus entreprenants que de raison ».

« Je me suis même demandé quelquefois, ajoute cet auteur, et je ne vous livre cette téméraire hypothèse que pour ce qu'elle vaut, si la circularité n'était pas une loi du fonctionnement de notre système nerveux, si nous

(1) ROGUES DE FURSAC, Manuel de psychiatrie, 1903, p. 266.
(2) AFR. PEIXOTO, *Ann. méd. psychol.*, 1905, p. 214.

n'étions pas tous, à quelque degré, des circulaires, et si l'état pathologique qui constitue la folie périodique dans sa forme la plus caractéristique, n'était pas simplement le grossissement et l'énorme amplification d'une manière d'être qui nous est à tous habituelle » (1).

L'hypothèse de Gilbert Ballet est certainement fondée. Il n'est pas douteux, en effet, que la *périodicité* ne soit une véritable loi des fonctions psychiques comme des fonctions somatiques. Il serait facile d'en fournir de nombreux exemples : veille et sommeil, fonctions digestives, rythmes respiratoire, cardiaque, etc... Ne voit-on pas d'ailleurs, chez toutes les personnes, pour peu qu'elles soient un peu émotives, des périodes de gaieté faire place à des périodes de dépression, sinon de tristesse, et inversement?

On pourrait faire valoir encore d'autres arguments pour la justification du terme de folie maniaque-dépressive, mais comme ces arguments trouveront leur développement naturel ultérieurement, nous nous bornons à les signaler : c'est d'abord l'existence d'états maniaques-dépressifs *mixtes* entrevus autrefois par Guislain, mais décrits pour la première fois par Kræpelin, états dans lesquels *les phénomènes d'excitation et de dépression coexistent, se mélangent et s'enchevêtrent, au lieu de se succéder* comme dans la folie à double forme ; c'est ensuite ce fait, corollaire du précédent, mais capital dans l'espèce, que, malgré des apparences opposées, les *phénomènes d'excitation et de dépression ont la même origine et reconnaissent le même mécanisme psychopathologique.*

Mais en laissant de côté ces deux derniers arguments sur lesquels nous reviendrons, on peut déjà conclure des considérations précédentes, que l'expression de folie maniaque-dépressive est doublement légitime, puisque *l'association de l'excitation à la dépression* est vraie, non seulement pour l'ensemble des accès qui constituent cette psychose, mais encore pour chacun de ses accès envisagé isolément.

Ce qui ressort, en outre, de cet exposé un peu aride,

____

(1) GILBERT BALLET, La Mélancolie intermittente (*Presse médicale,* 1902, p. 162).

c'est que *tous les états d'excitation et de dépression*
(réserve faite de ceux de ces derniers qui appartiennent
à la mélancolie d'involution), états qui sont encore
décrits séparément sous les vocables de *manie* et de
mélancolie simples, intermittentes ou *périodiques*, de
folies à double forme, circulaires, etc., doivent être
considérés désormais comme des manifestations d'une
seule et même maladie fondamentale, la FOLIE MANIAQUE-
DÉPRESSIVE, qui comporte seulement trois groupes d'états
différents, reliés, il est vrai, entre eux, par de nombreuses formes intermédiaires : des ÉTATS MANIAQUES,
des ÉTATS DÉPRESSIFS et des ÉTATS MIXTES.

Dès maintenant, cette affection peut être définie : *une
psychose constitutionnelle, essentiellement héréditaire,*
caractérisée par la *répétition, l'alternance, la juxta-
position* ou *la coexistence d'états d'excitation et de
dépression.*

Ainsi que l'indique cette définition, la psychose maniaque-dépressive n'est encore différenciée que par sa
symptomatologie et son évolution ; il est impossible
actuellement de lui assigner une étiologie spéciale et de
la rattacher à des lésions anatomiques. Elle constitue
donc une simple *entité clinique*, dont la place naturelle
est à côté de la *folie systématisée chronique*, dans le
groupe des *psychoses constitutionnelles*, comme la place
naturelle de la *démence précoce* semble être à côté de la
paralysie générale, dans le groupe des *psychoses acci-
dentelles*.

II. — SYMPTOMATOLOGIE GÉNÉRALE

Les principaux états sous lesquels se présente la folie
maniaque-dépressive peuvent être distingués, comme il
a été dit plus haut, en *états maniaques, dépressifs* et
mixtes. Une des raisons qui militent le plus en faveur
de la réunion de ces trois groupes morbides sous une
même étiquette nosologique est la communauté d'origine
de leurs *symptômes fondamentaux*. Ce sont ces symptômes fondamentaux qu'il nous faut maintenant étudier.

C'est en quelque sorte le tableau d'ensemble de la

maladie que nous allons exposer à grands traits, avant
d'aborder l'examen de ses diverses modalités cliniques.

Symptômes fondamentaux. — Les symptômes communs à toutes les formes de la folie maniaque-dépressive
peuvent être groupés dans les trois catégories suivantes :
*troubles de l'affectivité ou de la cénesthésie, troubles
de la psycho-motilité ou des mouvements volontaires,
troubles de la sphère intellectuelle proprement dite ou
de l'idéation.*

TROUBLES DE L'AFFECTIVITÉ. — A l'état normal, les
états affectifs ou *émotionnels*, agréables, désagréables
ou neutres, qui sont en grande partie subordonnés à la
tonalité fondamentale de l'organisme, c'est-à-dire à la
cénesthésie, ont pour expression principale la disposi-
tion générale de l'*humeur* qui est *gaie, triste, enjouée,
colère,* etc.

A l'état pathologique, l'affectivité peut être *exaltée,
diminuée* ou *abolie*; dans ces deux derniers cas, le sujet
est atteint d'*indifférence morbide* : rien ne le touche, ni
ne l'émeut, il reste étranger à tout ce qui se passe
autour de lui. Cette abolition de l'affectivité, lorsqu'elle
est inconsciente, caractérise les états démentiels.

L'*exaltation de l'affectivité* avec les modifications
de l'humeur qui l'accompagnent, telle qu'on l'observe
dans beaucoup de psychoses, et en particulier dans la
folie maniaque-dépressive, se manifeste tantôt par un
simple *contentement avec sentiment de satisfaction per-
sonnelle, de confiance en soi, d'euphorie, d'optimisme,*
ou par une *gaieté bruyante, exubérante,* véritablement
morbide; tantôt par de la *mauvaise humeur,* de l'*irritabilité,* des *accès de colère,* des *actes agressifs,* etc. ;
tantôt enfin, par de la *tristesse,* du *découragement,* de
l'*abattement,* ou par un *état de douleur morale,* assez
intense quelquefois pour que les malades se plaignent
de ne plus pouvoir souffrir, de ne rien éprouver, d'être
insensibles à tout ce qui les touchait le plus, etc... Cet état
est habituellement décrit sous le nom d'*anesthésie
psychique douloureuse* ou d'*insensibilité morale.*

Ces diverses modifications de l'humeur peuvent se
succéder et se combiner de différentes façons suivant le
stade de la maladie que l'on envisage.

A la phase maniaque correspond d'une façon générale

une *humeur sereine, gaie, enjouée* (*hyperthymie*); à la phase dépressive, une *humeur triste, résignée, découragée* ou bien *morose, irritable* et *colère* (*hypothymie*).

En outre, dans les états mixtes, il n'est pas rare de voir les malades passer brusquement de la tristesse à la gaieté ou à la colère et *vice-versâ*; il en est même qui présentent simultanément des accès de rires et de pleurs. Ce fait est à retenir parce qu'il prouve que le contraste qui existe entre ces états émotionnels est purement apparent, qu'il ne correspond pas à une différence de nature, mais seulement à un degré variable d'exaltation de l'affectivité, de perturbation de la cénesthésie.

La gaieté et la tristesse morbides, comme la gaieté et la tristesse normales, ne sont que deux moments d'un même processus, deux phases différentes dans l'exercice de la même activité, deux pôles d'un même état physio-pathologique (Rey).

TROUBLES DE LA PSYCHO-MOTILITÉ. — On comprend sous ce nom toutes les modifications de l'activité motrice : *mimique, attitude, démarche* et même *langage*, qui procèdent non d'une lésion des appareils musculaires ou nerveux présidant à ces modes d'activité, mais d'états particuliers de la conscience.

Bien qu'ils aient surtout pour siège la face, les troubles de la *mimique* dans la psychose maniaque-dépressive, s'étendent aux membres, au tronc, et comprennent, en outre, les variations des *attitudes*, de la *démarche*, etc.

D'une façon générale, les diverses manifestations de cette *mimique émotive* paraissent exagérées dans les états maniaques et diminuées dans les états dépressifs. Dans les états mixtes, au contraire, il y a souvent une discordance entre les modifications de l'affectivité et celles de la mimique : une humeur enjouée, un ton affectif gai peuvent coexister avec une hypotonie des muscles du visage et une immobilité de tout le corps; inversement, la mobilité des traits et une véritable agitation peuvent accompagner une humeur triste et maussade.

Quand elles sont très accentuées, l'*hypo* et la *paramimie faciales* impriment au visage des malades des modifications assez prononcées pour réaliser de véritables *masques pathologiques*, qui permettent de distinguer d'un seul coup d'œil un maniaque d'un déprimé. Le visage du premier est animé, quelquefois vultueux, ses traits sont mobiles et changeants, ses regards comme ses gestes sont hardis et provocants : toute sa physionomie reflète la gaieté ou la colère et passe facilement de l'une à l'autre.

Il en est tout autrement chez le déprimé dont le visage est morne et terreux, dont l'œil reste éteint et mi-clos et dont les traits flasques et inertes expriment immuablement la tristesse ou l'indifférence.

Au lieu d'être continuellement en mouvement, les déprimés recherchent le repos et la tranquillité. Habituellement assis ou couchés (*manie lectuaire*), ils gardent invariablement la même position.

Spontanés ou commandés, les actes les plus simples, comme celui de tirer la langue, de donner la main, etc., ne sont pas exécutés ou ne le sont qu'avec lenteur, péniblement, en plusieurs fois. Ils traduisent l'irrésolution, « l'impossibilité de conclure » (Kræpelin) ; en un mot, l'aboulie de ces malades, comme la démarche assurée, l'attitude hautaine et les gestes provocants des excités trahissent leur confiance en eux et l'exagération du sentiment de leur personnalité, tous caractères dont l'état du langage parlé ou écrit nous fournira une nouvelle démonstration. Mais ce qui prouve l'étroite parenté de ces troubles psycho-moteurs, malgré leur différence d'aspect, c'est que, comme les modifications de la mimique, ils peuvent se succéder, alterner et s'associer chez les mêmes malades.

Troubles du langage parlé et écrit. — Bien qu'ils soient subordonnés aux troubles de la sphère intellectuelle, dont il sera question plus loin, les troubles du *langage parlé* peuvent prendre place ici parce qu'ils ne portent pas exclusivement sur la *formation* et le *contenu des discours*, mais aussi sur l'*intonation* et les *inflexions de la voix*. Cette dualité des troubles de la parole a été bien mise en lumière par le Dr Joffroy, qui désigne les premiers sous le nom de *psycholaliques*, et les seconds, sous celui d'*arthrolaliques* (1).

____

(1) Joffroy, Des troubles de la lecture, de la parole et de l'écriture chez les paralytiques généraux (*Nouv. Icon. de la Salpêtr.*, 1901).

Chez le maniaque dont l'élocution est à la fois facile et rapide, le ton est toujours déclamatoire, emphatique, théâtral. Rarement bienveillant, le maniaque se montre plus souvent agressif, taquin, railleur et sarcastique; des phrases vides et sonores, des locutions triviales et des mots obscènes forment le contenu de presque tous ses discours.

La logorrhée et le bavardage sans fin des excités sont remplacés chez les déprimés, tantôt par des plaintes et des gémissements, tantôt par un silence absolu, par un mutisme, que les injonctions les plus impérieuses ne parviennent pas à vaincre.

Les *troubles du langage écrit* sont aussi importants que ceux du langage parlé, au moins dans les états d'excitation. Le maniaque, en effet, griffonne sur tout ce qui lui tombe sous la main, sur des bouts de papier, sur les murs, les tables, etc. Une malade du service écrit jusque sur les draps de son lit, qu'elle barbouille de mots disposés en tous sens, agrémentés de paraphes et de dessins symboliques.

L'irrégularité et le rapprochement des caractères et des lignes est le trait le plus frappant des écrits du maniaque; les idées prédominantes sont inscrites en gros caractères, soulignés, et agrémentés de dessins, d'emblèmes, de figures allégoriques, etc.

Dans la folie à double forme, dit Féré, il n'est pas rare, rien que par la seule inspection des écrits du malade, de pouvoir dire s'il est dans une phase d'excitation ou dans une phase de dépression. D'après le même auteur, les modifications de l'écriture seraient, dans beaucoup de cas, assez prononcées pour permettre de reconnaître qu'un accès est sur le point de guérir ou qu'une rechute est imminente (1).

D'une façon générale, en effet, on peut dire que l'écriture du maniaque est d'autant plus désordonnée, que son excitation est plus grande.

Il est à peine besoin de faire remarquer que dans les écrits, comme dans le langage oral des excités, on trouve rapprochées les unes des autres les idées les plus disparates; mais, comme le fait observer Rogues de

(1) Féré, Pathologie des émotions, p. 369.

Fursac (1), sous cette variété, se cache toujours une grande pauvreté et une grande monotonie de pensée.

Les modifications graphiques sont moins apparentes chez les déprimés dont les écrits, du reste beaucoup plus rares, sont formés de caractères mal tracés, fragmentés, qui témoignent de l'intensité des efforts physiques et intellectuels que nécessite chez eux l'acte de l'écriture.

TROUBLES DE LA SPHÈRE INTELLECTUELLE. — On peut dire que dans la folie maniaque-dépressive, toutes les facultés intellectuelles sont altérées, quoique d'une façon très inégale; mais ce qu'il faut immédiatement ajouter, c'est que cette altération des facultés consiste surtout dans une *inhibition des fonctions psychiques supérieures*, c'est-à-dire de la volonté, accompagnée ou non d'une *exaltation des fonctions psychiques automatiques*.

C'est cette déchéance de la volonté directrice d'une part et cette prédominance de l'automatisme mental de l'autre, qui permettent de comprendre à la fois l'apparente suractivité intellectuelle des maniaques et le ralentissement plus ou moins marqué de cette même activité chez les déprimés.

La soi-disant suractivité intellectuelle du maniaque peut présenter tous les degrés : elle se traduit surtout par un flux de paroles qui en impose à un examen superficiel, mais qui cache, en réalité, comme ses écrits, une très grande pauvreté de pensée.

En outre, au lieu de s'enchaîner logiquement, les idées du maniaque se pressent sans ordre, tumultueusement, au hasard des circonstances et des impressions du moment. Leur association est souvent déterminée par la consonance de la dernière syllabe du mot, ou même il se fait des associations syllabiques par contiguité, qui produisent la fusion par contraction de deux mots (Féré).

Toujours il s'agit d'associations *automatiques*, *réflexes*; il ne faut donc pas s'étonner qu'elles soient plus rapides que des associations logiques, et loin de prouver,

(1) ROGUES DE FURSAC, Les écrits et les dessins dans les maladies nerveuses et mentales. Paris, 1905.

comme on le répète encore volontiers, la suractivité intellectuelle des malades, cette rapidité est au contraire l'indice d'un affaiblissement marqué des facultés.

On a également exalté la *mémoire* des maniaques, on s'est émerveillé parce que quelques-uns d'entre eux récitent sans faute des poésies ou des passages d'auteurs classiques, appris autrefois, et on a oublié qu'il ne s'agissait là que d'une mémoire automatique, réflexe, « polygonale », à la manifestation de laquelle la volonté et le psychisme conscient restaient complètement étrangers. En réalité, la mémoire vraie, supérieure, est affaiblie chez le maniaque, comme les autres facultés intellectuelles.

Des considérations du même ordre s'appliquent à l'*attention*. Sans doute, cette faculté subsiste chez le maniaque, mais elle est tellement mobile et parcellaire, que c'est presque comme si elle était abolie. Le maniaque remarque tout, mais ne se fixe sur rien. C'est à cette excessive mobilité de l'attention qu'est due l'expression fugitive des pensées, la « *fuite des idées* » qui est considérée comme le symptôme pathognomonique des états maniaques. Or, en réalité, il n'y a pas plus *hyperidéation* qu'*hypermnésie* chez le maniaque, et sa prétendue « fuite d'idées » serait mieux désignée sous le nom de « fuite de mots », car, comme le remarque Af. Peixoto, « ce ne sont pas des idées que l'excité maniaque émet, ce ne sont que des images verbales se succédant sans interruption et irrégulièrement, au gré d'associations mal faites, ou même, dans les cas extrêmes, de simples assonances ». Le vrai résultat de la fuite d'idées, dit encore Weygandt, est : « plus de paroles et moins de fond ».

Dans les états dépressifs, au contraire, la « fuite des idées » est remplacée par le phénomène connu sous le nom d'*arrêt* ou d'*inhibition de la pensée*. Les impressions du monde extérieur, les sollicitations les plus vives, de quelque nature qu'elles soient, n'évoquent plus aucun souvenir, et les questions, même les plus simples, ou bien ne provoquent aucune réaction, ou bien ne sont suivies que de contractions trop faibles des muscles qui concourent à l'acte de la parole, pour aboutir à la formation de mots.

Plongés dans un mutisme absolu, ces malades assistent en spectateurs, impassibles mais conscients, à ce qui se passe autour d'eux. La preuve de cette conservation, partielle sinon totale, de la conscience, c'est qu'une fois guéris de leur accès, ils rapportent exactement tel fait qui s'est passé à côté d'eux, telle parole qui les a frappés et qu'ils ont enregistrée. Il n'en reste pas moins que sur le moment, ce fait ou cette parole n'ont provoqué aucune réaction psychique ou psychomotrice.

L'inhibition des facultés volitives des déprimés est plus évidente que celle des excités, parce qu'elle n'est pas masquée par les phénomènes d'automatisme mental qui appartiennent en propre à ces derniers. La perturbation fondamentale de la sphère intellectuelle n'en consiste pas moins, chez les uns et chez les autres, dans une diminution ou un ralentissement de tous les processus psychiques supérieurs (association des idées (1), attention, mémoire, fonction du langage, jugement, etc.). Mais ce qui domine la scène morbide, c'est avant tout la perte de toute activité volontaire, c'est-à-dire l'aboulie.

Symptômes accessoires. — A côté de ces symptômes psychiques *fondamentaux*, communs à toutes les variétés de la folie maniaque-dépressive, il en existe un certain nombre d'autres moins importants et inconstants, que nous nous bornons à signaler ici, parce que leur étude trouvera mieux sa place, à propos de la description des formes ou des états qu'ils servent à caractériser.

Ces symptômes psychiques *accessoires* sont :

a. De la confusion intellectuelle et de la désorientation ;

b. Des idées délirantes de force, de grandeurs, de richesses, ou bien d'humilité, de culpabilité, de ruine, de damnation, etc.; *des troubles sensoriels*, revêtant plus souvent la forme d'*illusions* que d'*hallucinations*, etc.;

c. Des réactions impulsives de toutes sortes, telles que bris d'objets, lacération de vêtements, mutilations, tentatives de suicide, etc.

(1) *Le temps brut d'association* représenté par le temps qui s'écoule a partir du mot évocateur jusqu'à l'énonciation du mot associé, et qui, chez l'homme normal, dure de une à deux secondes, n'est pas abrégé dans la « fuite des idées » (Aschaffenburg).

Pour compléter ce tableau symptomatologique général de la psychose maniaque-dépressive, il nous reste à passer brièvement en revue ses symptômes physiques.

Symptômes physiques. — Bien que ces signes physiques n'aient jusqu'à présent qu'une valeur restreinte et qu'ils ne puissent pas entrer sérieusement en ligne de compte pour le diagnostic, on ne saurait les passer complètement sous silence.

Hormis ceux d'origine psychique dont il a été question plus haut, il n'existe dans la folie maniaque-dépressive aucun trouble objectif de la *motilité*. Il n'existe pas davantage d'altérations de la *sensibilité générale* ou *spéciale*, pas de troubles de la sensibilité réflexe. Mignot a seulement noté la fréquence des variations pupillaires. L'*analgésie* qu'on observe assez souvent dans les états dépressifs est une analgésie purement psychique qui résulte de la répugnance de ces malades à réagir aux sollicitations extérieures quelles qu'elles soient. C'est ainsi que doit s'expliquer leur apparente inexcitabilité aux changements de température, aux coups, aux blessures, aux sensations de la faim et de la soif, etc. Il existe, par contre, chez tous ces sujets, des troubles *subjectifs* vagues, confus (maux de tête, sensations d'oppression, d'étouffement, etc.), d'origine cénesthésique sur lesquels viennent parfois se greffer, comme nous le verrons, des idées hypocondriaques.

On n'observe rien de semblable chez les maniaques qui ont, au contraire, la meilleure opinion de leur santé et de leurs forces, qui continuent à se dire très vigoureux même lorsqu'ils sont déjà très affaiblis (Féré).

Il existe cependant chez les excités, comme du reste chez les déprimés, un état habituel d'*insomnie* qui mérite d'être signalé.

Les grandes fonctions, *respiratoire*, *circulatoire*, *digestive*, etc., présentent certainement des altérations intéressantes, mais malgré les consciencieuses recherches de Féré, auquel nous empruntons presque tout ce qui les concerne, ces altérations nous sont encore trop imparfaitement connues dans leur déterminisme, pour qu'on ne soit pas tenté de les considérer plutôt comme des effets que comme des facteurs étiologiques de la maladie.

Dans les états dépressifs, la *respiration* est ralentie et superficielle ; elle est ample et accélérée dans les états maniaques. On a dit que le *pouls* dans ces derniers états était également accéléré et plus fort. D'après les travaux de Jacobi, cité par Féré (1), dans près de la moitié des cas de manie, au milieu même des exacerbations les plus violentes, la fréquence du pouls ne dépasse pas la normale ; quelquefois même elle est au-dessous.

Si l'accélération du pouls et l'augmentation de son impulsion ne sont pas constantes chez les maniaques, dans les périodes de dépression on observe presque toujours la faiblesse et la lenteur des pulsations, qui peuvent descendre jusqu'à 30 et même 25 par minute (Féré).

D'après Weygandt, la *pression sanguine* serait abaissée dans la manie et au contraire exagérée dans les états de dépression. Le même auteur a noté une diminution de la richesse du sang en *hémoglobine* dans les états d'excitation.

W. Fischer (2) a, au contraire, constaté que l'hémoglobine et les globules rouges étaient fréquemment augmentés, sinon toujours, dans les phases d'excitation. Raggi et Seppili sont arrivés aux mêmes conclusions.

Dans son rapport au récent Congrès de Lille sur l'étude du sang chez les aliénés, Dide admet, en se basant sur les recherches d'un certain nombre d'auteurs étrangers, que les phases délirantes de la folie maniaque-dépressive sont caractérisées par une légère leucocytose, avec un chiffre de polynucléaires à peu près normal ou très légèrement diminué dans les périodes de dépression et une légère polynucléose dans les périodes d'excitation ; mais ces résultats sont loin d'être constants.

L'*alcalinité* du sang, d'après Lambranzi (3), se maintient dans des limites physiologiques, sauf pendant les accès d'excitation violente durant lesquels elle s'abaisse.

L'étude de l'*isolyse* a fourni récemment à Todescato (4) quelques résultats intéressants. Dans les stades

(1) Féré, *Loc, cit.*, p. 366.
(2) J. W. Fischer, in *American Journal of Insanity*, 1903, p. 759-781 (cité par Dide).
(3) Lambranzi, *Riv. di path. nerv. e ment.*, 1899.
(4) Todescato, *Giorn. di Psich.*, 1905 (an. in *Encéphale*, 1906, p. 520).

d'excitation le globule rouge aurait une résistance hémolytique minima vis-à-vis du sérum d'individus normaux ou de maniaques-dépressifs. Dans les périodes dépressives, cette résistance serait un peu plus considérable et elle deviendrait maxima au moment de la guérison.

Par contre, le sérum des maniaques-dépressifs n'aurait pas vis-à-vis des globules rouges du lapin de pouvoir hémolytique spécial (Alberti) (1).

Quant aux recherches sur la *toxicité urinaire* et celle du *sang*, sur l'*élimination du bleu*, etc., elles n'ont pas donné jusqu'à présent de résultats assez concordants pour qu'il soit nécessaire de les mentionner ici.

Les *paralysies vaso-motrices* sont fréquentes chez les déprimés. Ritti a vu l'*asphyxie lente des extrémités* se reproduire à chaque période de dépression de la folie à double forme.

Dans les états d'excitation on ne constate pas d'*élévation thermique* : quelquefois même la température reste au-dessous de la normale. Quand elle s'élève, elle est déterminée uniquement par l'agitation excessive des malades.

Les troubles de la *nutrition* méritent une mention spéciale. Bien que l'appétit soit en général exagéré chez les excités, ces malades n'engraissent pas. La diminution de poids du corps peut atteindre jusqu'à 50 p. 100, d'après Weygandt. Le même auteur dit avoir observé une augmentation de poids dans les états dépressifs. Il est cependant d'observation commune que ces soi-disant mélancoliques digèrent mal, qu'ils sont habituellement constipés et qu'en outre, ils s'alimentent presque toujours d'une façon insuffisante. Il semble bien difficile, dans ces conditions, de ne pas admettre que les maniaques-dépressifs maigrissent aussi bien à la phase de dépression qu'à la phase d'excitation.

Toutes les *sécrétions* sont également diminuées. Chez les déprimés la peau est sèche, brunâtre et écailleuse. Leur constipation est peut-être en rapport avec une diminution des sécrétions intestinales. Malgré leur état de dépression, ces malades *pleurent* rarement. Il est vrai

____

(1) ALBERTI, *Giorn. di Psich. clin. e techn. man.*, 1905, fasc. III-IV.

que dans les états maniaques, il n'est pas exceptionnel de constater une *exagération de la sécrétion salivaire*, qui se traduit quelquefois par des *sputations* fréquentes. Mais, d'après Féré, cette sécrétion salivaire abondante est la conséquence des mouvements répétés de la mâchoire, et non d'une suractivité fonctionnelle des appareils glandulaires : il s'agirait là, par conséquent, d'un phénomène surajouté ou secondaire n'appartenant pas en propre aux maniaques, et il en serait de même des *sueurs*, qui s'observent quelquefois chez les mêmes malades (1).

Chez les femmes, les *règles* sont souvent suspendues ou au moins très irrégulières, sans qu'on soit cependant en droit d'établir une relation causale entre ces troubles menstruels et les états dépressivo-maniaques. Toutefois, lorsque les règles sont conservées, l'époque de leur apparition coïncide souvent avec une recrudescence des troubles mentaux.

Le fait capital qui se dégage de l'ensemble des particularités symptomatiques qui viennent d'être signalées, c'est qu'au point de vue somatique comme au point de vue psychique, il n'y a pas une différence radicale entre les maniaques et les déprimés désignés habituellement sous le nom de mélancoliques ; c'est que tous les troubles que l'on constate chez les uns et chez les autres sont des troubles *hypo* ou *para*, jamais des troubles *hyper*. En un mot, de par la symptomatologie, la manie n'est pas l'antithèse de la soi-disant mélancolie. Les états maniaques et les états dépressifs constituent simplement deux modalités réactionnelles différentes à des troubles de nature et d'origine identiques.

Nous verrons ultérieurement les importantes conséquences qui résultent de cette notion, au point de vue de la genèse de la psychose maniaque-dépressive ; mais auparavant, il nous faut examiner le mode d'enchaînement et les rapports réciproques des symptômes que nous venons de passer en revue, c'est-à-dire la constitution des accès ou des principaux types cliniques de la maladie.

(1) FÉRÉ, Pathologie des émotions, p. 364.

III. — TYPES CLINIQUES

Les diverses modalités de la folie maniaque-dépressive se répartissent en trois grands groupes, celui des *états maniaques*, celui des *états dépressifs* et celui des *états mixtes*.

Nous rappelons qu'en clinique, les *états maniaques* et les *états dépressifs* ne s'observent presque jamais à l'état de pureté absolue; qu'ils sont le plus souvent accompagnés, les premiers de quelques symptômes de dépression, les seconds de quelques phénomènes d'excitation. Les états maniaques et dépressifs sont donc, en réalité, des états mixtes *frustes*, les uns à *prépondérance maniaque*, les autres à *prépondérance dépressive* (Rogues de Fursac, Afranio-Peixoto, Bresler). Cette réserve faite, nous allons étudier la symptomatologie de ces différents types cliniques et de leurs principales variétés.

A. — ÉTATS MANIAQUES

Ils sont caractérisés par des *phénomènes d'automatisme* portant sur l'ensemble des fonctions psychiques, mais qui, au point de vue clinique, se manifestent surtout par une exaltation de l'affectivité ou *hyperthymie*, en même temps que par une accélération de la motilité et du fonctionnement intellectuel.

A ces trois grands symptômes, qui constituent le fond de tous les états maniaques, peuvent s'ajouter un ou plusieurs des symptômes accessoires déjà signalés (confusion, troubles sensoriels, idées délirantes, etc.) : ainsi s'explique la grande diversité de ces états et la richesse de leur symptomatologie. On se borne néanmoins, en clinique, à en décrire trois variétés principales : l'*excitation simple* ou *hypomanie*, l'*agitation maniaque* proprement dite, qui comprend suivant ses degrés les formes désignées sous les noms de *manie franche*, de *manie grave*, de *manie furieuse*, etc., et enfin l'*agitation maniaque* accompagnée d'*idées délirantes* et de *troubles sensoriels* ou *manie délirante*.

Excitation maniaque simple ou hypomanie. —

L'hypomanie, plus connue en France sous les termes *d'excitation maniaque*, de *manie sans délire*, de *manie raisonnante*, est une affection très commune mais dont l'existence passe souvent inaperçue parce que les phénomènes d'excitation qui la caractérisent n'atteignent jamais une grande intensité.

Ces phénomènes d'excitation consistent dans un état habituel de bonne humeur et d'enjouement, dans une activité qui contraste avec les habitudes antérieures des sujets et qui se traduit par de la loquacité, du verbiage, des rappels de souvenirs qu'on croyait oubliés, un enthousiasme exagéré, une confiance en soi immodérée, etc. (fig. 1).

Le caractère morbide de ces états d'hypomanie est toujours méconnu des malades, contrairement à ce qui se passe pour les états dépressifs, dont ils s'exagèrent le plus souvent la gravité.

Voici, à cet égard, une lettre assez significative, écrite par une circulaire, au début de sa phase d'excitation.

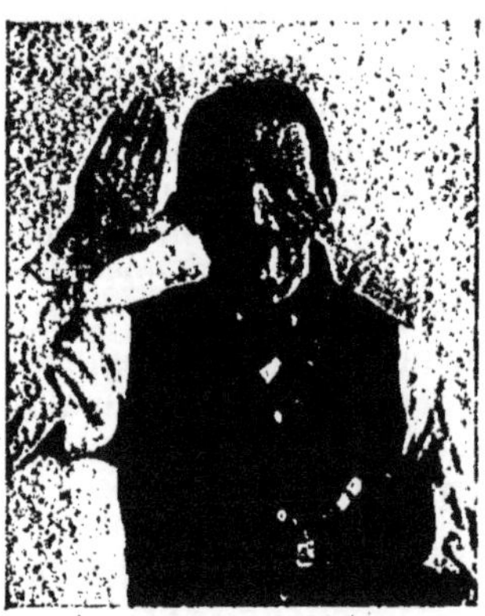

Fig. 1. — *Hypomanie.* — Enjoué et content de lui, le malade fait le salut militaire et montre avec complaisance une chaîne et des bagues achetées au début de son accès (collection Dupré).

« Enfin je suis complètement guérie (allusion à la phase de dépression) grâce aux soins du grand docteur; me voici redevenue comme tout le monde et, qui plus est, ce qui semble extraordinaire même à moi, c'est que j'ai retrouvé la mémoire bien plus qu'avant ma terrible maladie, je me trouve forte et vigoureuse, apte à tout et prête aux luttes de la vie, remplie de gaieté, jeune de cœur, enfin que vous dirais-je, toute changée, mais à mon avantage. Il me semble être revenue à l'âge de dix-huit ans; que ne l'ai-je, hélas, combien de choses pourrais-je faire, je renverserais le monde, rien ne m'effraierait... »

On comprend que ces malades dont la lucidité est entière, fassent illusion à leur entourage et même au

médecin non prévenu qui ne les voit qu'accidentelle-
ment et qui, du reste, il faut bien le dire, est rarement
consulté à leur sujet.

Ce n'est qu'en observant attentivement la conduite de
ces sujets, en causant longuement avec eux, qu'on finit
par reconnaître le caractère morbide de leur activité, en
réalité *inactive*, car elle se dépense le plus souvent en
visites, en courses et en démarches inutiles.

Bien loin, du reste, d'être rebutés par les insuccès, les
hypomaniaques se montrent imperturbablement *opti-
mistes* et forment chaque jour de nouveaux projets qu'ils
croient réalisés, presqu'avant de les avoir conçus.

« Je compte, à ma sortie, dit une de nos malades,
âgée de cinquante-deux ans, me remettre au théâtre,
mais non en province, parce que je n'ai plus ma garde-
robe d'abord et, ensuite, parce que mon ambition
augmente à mesure que la santé me revient. Si donc, je
reprends ma carrière théâtrale, ce sera pour entrer à
l'Opéra et y chanter Marguerite dans *Faust*, ou à
l'Opéra-Comique, pour reprendre le rôle de Carmen,
comme je le comprends.... »

Dans sa conversation toujours prolixe, l'hypomaniaque se montre inattentif, distrait, et généralement
aussi indulgent pour lui-même que malveillant pour les
autres. Diminué à la fois moralement et intellectuel-
lement, il fait aussi volontiers étalage de ses vices que
de ses vertus et invente de toutes pièces des fables, des
histoires mensongères, dont il est le plus souvent le
héros. Peut-être y a-t-il là une sorte d'éveil par la maladie, de cette *tendance constitutionnelle* (plus répandue
chez la femme) à la confabulation et au mensonge, sur
laquelle Dupré a récemment attiré l'attention sous le
nom de *mythomanie*.

Tel est le tableau, aux tons un peu grisâtres, de
l'accès d'hypomanie, qui n'est qu'un diminutif de l'accès
maniaque franc que nous allons maintenant étudier, et
qui en constitue parfois les phases prodromique ou
terminale.

**Agitation maniaque (manie franche, manie grave,
manie furieuse, etc.).** — Bien que les phénomènes
d'automatisme qui caractérisent ces accès de manie
franche se distinguent seulement par leur intensité de

ceux des accès d'hypomanie, la physionomie de ces deux variétés d'états maniaques n'en est pas moins très différente.

Déjà par leur *habitus extérieur*, les malades de ces deux catégories se montrent très dissemblables. Alors que rien dans leur attitude ou dans leur tenue n'attire l'attention sur les hypomaniaques, les véritables maniaques se font toujours plus ou moins remarquer par la bizarrerie de leur costume ou par l'affectation de leur démarche, de leurs poses, de leur maintien. Les femmes recherchent les couleurs voyantes, aiment à se montrer la poitrine découverte, avec des fleurs ou des ornements dans les cheveux; les hommes mettent leur veste à l'envers, relèvent leur pantalon jusqu'aux genoux, le placent à l'intérieur de leurs bas, s'affublent dedécorations, etc... Les uns et les autres, au paroxysme de leur agitation, ne conservent plus aucun vêtement, se promènent en chemise ou se drapent dans leurs couvertures (fig. 2).

Les différences ne sont pas moins grandes, si l'on considère les autres modes de l'activité psychique.

Dans la *sphère affective*, l'enjouement de l'hypomaniaque est remplacé par une *gaieté bruyante*, de l'*irritabilité* et des *accès de colère*. Brouillon et querelleur, le maniaque s'ingère dans les affaires des autres, critique tout ce qu'il voit faire, commande et admoneste ses voisins, récrimine contre la nourriture, contre les soins qui lui sont donnés. Profondément irritable, il se fâche et se met en colère à propos de tout et de rien, pour un mot, pour un geste qui lui déplaisent.

Dans la *sphère motrice*, au lieu de cette activité encore relativement coordonnée du simple excité maniaque, il existe un désordre complet de la conduite; dans ses moments de calme relatif, le maniaque se contente de ramasser et de collectionner tous les menus objets qui lui tombent sous la main (morceaux de bois, chiffons, fragments de journaux, etc.); lorsqu'il commence à s'agiter, il arpente sa chambre en tous sens, déplace les meubles, jette à terre sa literie. Au plus fort de ses paroxysmes, il est pris d'une sorte de rage destructive, déchire ses vêtements, lance par la fenêtre la vaisselle, les ustensiles de ménage, se précipite sur les personnes qui l'entourent, les injurie et les menace. C'est le tableau de la manie furieuse. Un détail important à noter, c'est que cette hyperexcitabilité et cette impulsivité sont exaspérées par toutes les influences

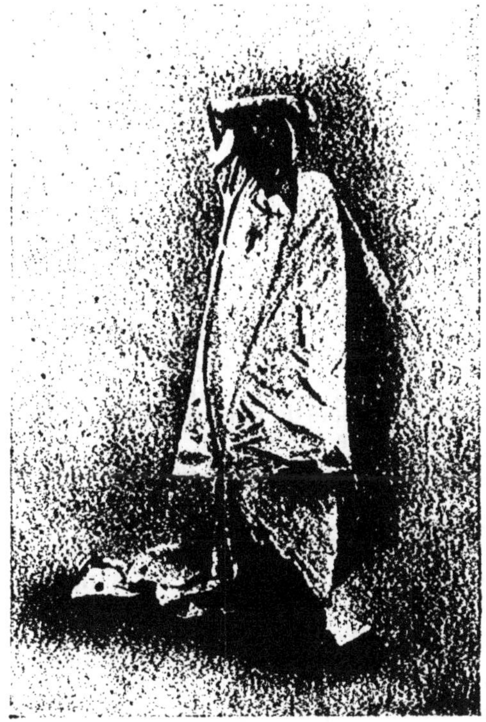

Fig. 2. — *Agitation maniaque.* — Drapée dans ses couvertures, un bras replié sur la tête, la malade lève les yeux au ciel, auquel elle adresse des imprécations.

extérieures, par les visites, par la vue d'étrangers.

Dans la *sphère intellectuelle*, alors que chez l'hypomaniaque l'enchaînement des idées, bien que déjà défectueux, reste cependant empreint d'une certaine logique, chez le maniaque vrai, dont l'esprit n'obéit plus à aucune règle, ne subit plus aucun frein, les idées surgissent en foule, sans ordre, au hasard des circonstances, des moindres incidents, des souvenirs, des rimes, des consonances de mots ; elles sont chaotiques et fugitives par suite de l'activité désordonnée de la mémoire (fuite d'idées, logorrhée maniaque).

Le maniaque reste cependant capable de répondre exactement à une question précise, nettement formulée, mais immédiatement son esprit dévie et se laisse entraîner à des digressions interminables et à toutes sortes de considérations étrangères au débat (conversation par embranchement de Joffroy).

Quant aux saillies, aux prétendus traits d'esprit que l'on prête assez volontiers à ces malades, ce ne sont, le plus souvent, que de vulgaires jeux de mots, de grossiers calembourgs ou de simples coq-à-l'âne. C'est ainsi, par exemple, qu'une de nos grandes maniaques nous demandant un jour, sur un ton arrogant, de lui prêter la *Femme aux trois jupons de P. de Kock*, s'écrie aussitôt : « *de P. de Kock* ou *charbon de terre*, comme vous voudrez, moi je m'en f... (fig. 3). »

Il est à peine besoin de faire remarquer que le trouble de l'association des idées n'est chez le maniaque que le résultat de la perturbation et de l'activité automatique de toutes les facultés intellectuelles : mémoire, jugement, attention, etc.

A la vérité, la lucidité et la conscience qui sont toujours intactes dans les états de simple excitation, persistent également dans les états d'agitation de moyenne intensité. Les malades de cette catégorie conservent presque tous la notion de leur personnalité ; ils reconnaissent leur entourage, savent même le nom des infirmiers, des médecins, etc. Les notions de temps et de lieu leur sont également présentes à l'esprit, mais il n'en est plus de même dans les états maniaques graves. Dans ceux-ci, la conscience est plus ou moins troublée, les grands maniaques ne perçoivent plus exactement ce qui les entoure et ne reconnaissent plus que superficiellement les personnes et les choses.

Cette insuffisance des perceptions, en se prolongeant, devient l'origine des illusions, des hallucinations et des

idées délirantes qui caractérisent la troisième variété
d'états maniaques.

Agitation maniaque avec troubles psycho-sensoriels

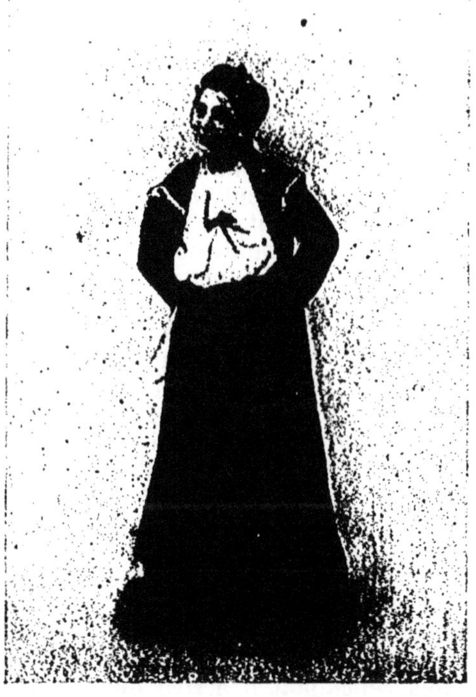

Fig. 3. — Les conditions dans lesquelles cette malade a été photographiée font, qu'avec sa figure enjouée, rieuse et d'aspect bon
enfant, elle donne l'impression d'une *hypomaniaque* ; en réalité,
c'est une *grande agitee*, arrogante et altière, qui déclame et
gesticule tout le jour, qui se présente habituellement les bras et
la poitrine nus et dont les cheveux et la robe sont ornés de
brindilles de fils, de débris de feuillage, de papier, etc.

et idées délirantes (manie délirante). — Les *troubles
psycho-sensoriels* qui, avec les idées délirantes et la
confusion mentale, caractérisent cette variété, sont dus
en grande partie à une altération des perceptions.

Ces troubles se présentent sous la forme d'*hallucinations* ou d'*illusions*. Rares et habituellement éphémères, les hallucinations peuvent affecter tous les sens ; mais les plus fréquentes sont celles de l'ouïe et de la vue.

Les illusions sont plus communes et très variées ; elles portent surtout sur le sens de la vue et consistent dans des erreurs de configuration, de volume et de position des personnes ou des objets. Souvent elles affectent la forme de « *fausse reconnaissance* ». Le malade se croit entouré de personnes déjà vues : leurs noms, leurs visages, les particularités de leur costume éveillent en lui une foule de souvenirs qui deviennent la base de récits imaginaires ou même d'un véritable roman délirant. « Vous êtes bien M. un tel, dit une de nos excitées maniaques à un médecin qu'elle n'a jamais vu, vous êtes né à tel endroit, je vous ai connu à X..., vous avez épousé une femme très riche, vous avez six demoiselles, etc. » et si on l'interrompt en lui disant qu'il n'y a pas un mot de vrai dans ce qu'elle raconte, elle se fâche, s'irrite et maintient tous ses dires. Il s'agit alors d'*illusions de la mémoire*, plutôt que de véritables illusions sensorielles.

Le *délire* des maniaques est constitué le plus souvent par des *idées d'orgueil*, de *grandeur* ou *de persécution ;* plus rarement par des *idées de jalousie*, d'*empoisonnement* ou par des *préoccupations hypocondriaques*.

Dans la grande majorité des cas, ces idées sont très mobiles, varient d'un jour à l'autre et n'ont aucune cohésion entre elles ; elles sont foncièrement asystématiques et presque toujours épisodiques.

Quelquefois cependant il arrive qu'une de ces conceptions délirantes s'implante dans le cerveau avec plus de force que les autres (en raison sans doute de l'éducation, du milieu, des habitudes antérieures), et s'y organise de manière à constituer un système délirant. On se trouve alors en présence de ce qu'on a appelé un *délire systématisé secondaire post-maniaque* (1), par opposition avec le délire systématisé toujours primitif des paranoïaques.

(1) ANGLADE, Délires systématisés secondaires. Rapport au Congrès des médecins aliénistes, Marseille, 1899.

Une autre particularité des délires maniaques est que les malades transforment souvent le milieu dans lequel ils vivent. Une de nos pensionnaires, élevée très religieusement, s'est imaginée pendant plusieurs mois être dans une maison mal famée, remplie de comédiennes, de femmes de mauvaise vie; de là ses animosités, ses colères, contre le personnel, qui, à son gré leur témoignait trop d'égards. Une autre femme du service donnait, dans sa phase maniaque, à chacune des malades de la salle dans laquelle elle se trouvait le nom de personnages historiques; elle-même s'était surnommée Jeanne d'Arc.

Chez une troisième malade, le délire se projette également dans le passé, mais il prend la forme d'un roman fantastique, dont les éléments lui sont sans doute fournis par des souvenirs de lectures et dont les principaux personnages sont remplacés par les élèves du service, les infirmières, etc.

Il faut noter cependant que les maniaques n'ont pas ordinairement une foi absolue dans leurs échafaudages délirants. On a l'impression, en les écoutant, qu'il ne s'agit pas là d'une conviction fixe, inébranlable, comme celle des délirants systématisés. Ils ne croient qu'à demi à ce qu'ils racontent. Il semble que leur délire ne soit qu'une sorte de plaisanterie dont ils s'amusent et avec laquelle ils cherchent à mystifier leur entourage (Kræpelin).

Il est inutile de revenir sur les autres troubles affectifs, cénesthésiques, moteurs, qui accompagnent les conceptions délirantes, ces troubles étant identiques à ceux qu'on observe dans les autres variétés d'états maniaques.

Le seul point qui ne saurait être passé sous silence, c'est qu'il existe toujours au cours de la manie délirante un certain degré d'obnubilation de la conscience. Aussi le malade ne conserve-t-il le plus ordinairement qu'un souvenir, incomplet ou même nul, de son accès délirant lorsqu'il a pris fin.

Il ressort de cette étude symptomatologique que, dans les différents états maniaques, il n'y a ni suractivité des fonctions organiques, ni suractivité des facultés intellectuelles, comme on l'admet encore assez communément. Ainsi que le fait remarquer Grasset, le syndrome maniaque qui, à première vue, semble un trouble *hyper* est, en réalité, une *perturbation*, un trouble *para* de l'ensemble des fonctions psychiques et somatiques, avec *exagération du psychisme polygonal* et abolition du psychisme supérieur de contrôle et de direction (1).

B. — ÉTATS DÉPRESSIFS

Comme celle des états maniaques, la symptomatologie des états dépressifs est sous la dépendance de perturbations cénesthésiques qui retentissent sur toute la vie psychique et se traduisent surtout par la tristesse et la maussaderie de l'humeur ou *hypothymie*, par la diminution de l'activité volontaire et par un ralentissement ou une inhibition de toutes les manifestations intellectuelles.

A ces symptômes fondamentaux, compatibles dans la majorité des cas avec la conservation de la lucidité et de la conscience, s'ajoutent parfois des *troubles sensoriels*, des *idées obsédantes ou délirantes*, des *réactions impulsives, suicides*, etc.

Suivant le nombre et l'intensité des éléments qui entrent dans ce complexus symptomatique, on distingue trois degrés, sinon trois variétés d'états dépressifs : la *dépression simple*, la *dépression grave* ou *avec stupeur* et la *dépression délirante*.

Dépression simple. (Dépression mélancolique, mélancolie avec conscience, mélancolie sans délire.) — Comme l'hypomanie, la *dépression simple*, qui constitue la forme la plus atténuée des états dépressifs, s'observe fréquemment en dehors des asiles. Elle est caractérisée au point de vue affectif par un mélange de tristesse, d'abattement, de découragement et d'indifférence. C'est une tristesse passive, résignée, généralement silencieuse, sur laquelle vient de temps en temps se greffer une poussée d'inquiétude ou d'anxiété.

Les malades commencent par se plaindre de lourdeur de tête, de fatigue et de lassitude générales, de sensations pénibles dans la gorge, dans le crâne, dans la

(1) GRASSET, Plan d'une physiopathologie clinique des centres psychiques, 1901, p. 82.

poitrine ou dans les membres. Ils dorment mal, mangent sans appétit et n'ont plus de goût pour le travail. Toute leur attitude reflète cet état de lassitude et de découragement; ils restent immobiles, la tête fléchie sur la poitrine, la physionomie morne, les traits relâchés, les membres pendants, etc. Peu à peu ils négligent complètement leur personne et leurs affaires, ne s'intéressent plus à rien, fuient le monde, prennent la vie en dégoût et souhaitent de mourir. Ils répondent à voix basse et lentement aux questions, comme s'ils avaient de la peine à trouver leurs idées, à évoquer leurs souvenirs.

Cet état d'apathie est interrompu de temps en temps par des épisodes anxieux. Les malades s'adressent des reproches vagues et indéterminés, changent de place, se plaignent d'étouffements, de vertiges, se lamentent et cherchent sans y réussir la cause de leurs souffrances.

La lucidité de ces sujets n'en est pas moins intacte : malgré la difficulté qu'ils éprouvent à coordonner leurs idées, ils ont nettement conscience du changement qui s'est opéré en eux, mais sauf dans leurs épisodes anxieux, ils ne s'en affectent pas outre mesure et ne font le plus souvent aucun effort pour vaincre leur mollesse et leur absence d'énergie.

Tout peut se borner là, et l'on voit alors les sujets atteints de dépression simple, guérir sans passer par un stade d'excitation ou sans franchir les autres phases dépressives. Mais il n'en est pas toujours ainsi : un certain nombre d'entre eux se dépriment de plus en plus et ne tardent pas à verser dans un état de stupeur ou de dépression délirante.

Dépression grave, stupeur. (Mélancolie avec stupeur.) — Entre la dépression simple et la dépression avec stupeur, il existe naturellement une infinité de degrés qui conduisent insensiblement de l'une à l'autre. Il suffit d'accuser les traits du tableau de la dépression simple pour réaliser celui de la stupeur, qui consiste dans la suspension ou l'inhibition de toute manifestation *apparente* de l'activité psychique.

Les malades en état de stupeur sont complètement immobiles, ne répondent pas aux questions et n'exécutent aucun des mouvements qu'on leur commande. Leur inertie est telle qu'ils restent pendant des heures

et des journées entières sans changer de position :
il faut les faire lever, les habiller, les coucher. Toutefois
ils se montrent, en général, assez dociles et n'opposent
qu'une résistance modérée aux actes qu'on veut obtenir
d'eux. On peut, en général, déplacer leurs membres
assez facilement, et si, après les avoir soulevés, on les
abandonne à eux-mêmes, ils retombent plus ou moins
lourdement et ne reprennent pas leur position primitive.
Cet état d'inertie peut-être interrompu de temps en temps
par des phases d'activité automatique qui rappellent
celle des maniaques, et au cours desquelles, ces malades
se livrent impulsivement à des actes de violence contre
eux-mêmes ou contre autrui, pour retomber ensuite dans
leur immobilité première.

Bien qu'ils assistent en spectateurs impassibles à ce
qui se passe autour d'eux, les stuporeux n'y sont pas
complètement étrangers, et il n'est pas rare, lorsqu'ils
sont dans une phase de rémission, qu'ils fassent allusion
à tel ou tel fait dont ils ont été les témoins.

Quand on les interroge sur la raison de leur mutisme,
de leur torpeur, de leur engourdissement, le plus souvent
ils ne donnent aucune explication, ou bien disent qu'ils
étaient incapables de parler et d'agir.

Le *gâtisme* est la règle chez les sujets en état de stupeur, mais il n'est pas le résultat d'une paralysie de la
vessie ou du rectum ; il est simplement le fait de leur
répugnance à se déplacer, à se décider à un acte quel-
conque. Pour la même raison, ces malades laissent sans
y toucher la nourriture qu'on leur présente ; ils finissent, au contraire, par l'accepter, lorsqu'on prend la
peine de les faire manger comme des enfants. Il est rare
qu'on soit obligé pour les nourrir d'avoir recours à la
sonde œsophagienne, à la condition d'y mettre assez
de patience ; les malades qui opposent une résistance
invincible quand on veut les alimenter sont ceux qui
ont des idées obsédantes ou des conceptions délirantes
bien arrêtées. Il s'agit alors, le plus souvent, d'une
mélancolie d'involution plutôt que d'un état maniaque-
dépressif.

Contrairement à ce qu'on pourrait supposer, les tentatives de suicide sont plus à redouter dans les états de
dépression simple que dans les états de stupeur : dans le

premier cas, en effet, elles peuvent être préméditées et réalisées au moment favorable, avec toutes les précautions nécessaires pour en assurer le succès ; dans le second, l'inhibition motrice est trop considérable pour que ces tentatives puissent être mises à exécution, sauf toutefois au cours d'un raptus impulsif automatique.

Dépression délirante. (Mélancolie délirante.) — Très rare et jamais primitive, la dépression délirante succède toujours à une phase de dépression simple comme la stupeur. Elle est caractérisée par des idées d'*humilité*, d'*indignité*, de *ruine*, de *culpabilité*, de *damnation* ou par des *préoccupations hypocondriaques*.

Les malades disent qu'ils sont indignes de vivre, qu'ils sont des misérables ; ils ont tout perdu, fortune et position, ils s'accusent de fautes imaginaires, ils sont la honte de leur famille, ils ont offensé Dieu, ils sont damnés, possédés du démon, ils ont des maux extraordinaires, ils ne guériront jamais, etc.

Le plus souvent ces sujets sont incapables, lorsqu'on les interroge, de préciser la nature de leurs prétendues fautes ; d'autres fois ils invoquent des faits insignifiants, de simples peccadilles, qu'ils revêtent des couleurs les plus sombres.

Ces idées de culpabilité s'accompagnent souvent de remords qui contribuent à augmenter l'anxiété des malades : ils vivent dans l'attente continuelle d'un châtiment auquel ils ne sauraient se soustraire ; on va les brûler, les enterrer vivants, les conduire à la guillotine, etc. pour leur faire *expier* leurs crimes. Ils se répandent en lamentations et en gémissements, mais sans rien faire pour échapper à leur triste sort et gardent toujours une attitude d'humilité, de passivité et de résignation.

L'existence de véritables hallucinations au cours des états dépressifs est un phénomène rare ; le plus souvent il s'agit d'illusions et d'interprétations fausses de sensations réelles, normales ou anormales.

Sous l'influence de leurs idées délirantes, accompagnées ou non de troubles sensoriels, ces malades ne font pas que gémir et se lamenter, ils refusent les aliments qu'on leur présente, cherchent à se faire du mal, s'arrachent les cheveux, s'égratignent, se mordent, avalent des morceaux de verre, des épingles, se serrent le cou, se frappent la tête contre les murs, etc.

Comme celles des maniaques, les idées délirantes des déprimés s'entremêlent les unes avec les autres sans aucun lien logique et varient seulement avec les états affectifs qui les conditionnent. Exceptionnellement quelques-unes de ces idées peuvent s'enchaîner et se systématiser, mais toujours imparfaitement et seulement à titre épisodique (délire systématisé secondaire post-mélancolique).

Ainsi que nous l'avons déjà signalé, l'inhibition des fonctions psychiques est doublée dans les états dépressifs d'un ralentissement de toutes les fonctions organiques.

Tout concourt donc à faire admettre que dans les états dépressifs le trouble de l'ensemble des fonctions organiques et psychiques est franchement et nettement *hypo*, grâce à l'absence des phénomènes d'automatisme qui sont le propre des états maniaques.

C. — ÉTATS MIXTES

Comme l'indique leur nom, les *états mixtes* résultent de la *coexistence de phénomènes d'excitation et de phénomènes de dépression*. Contrairement à ce qui s'observe dans les états maniaques et dans les états dépressifs, dont les symptômes fondamentaux, étudiés plus haut, ont *une évolution et une marche parallèles*, il y a dans les états mixtes *une dissociation et un enchevêtrement* de ces différents symptômes.

Le tableau clinique des états mixtes ne correspond donc, en réalité, ni à celui des états d'excitation, ni à celui des états de dépression. Il tire ses caractères à la fois des uns et des autres, et comme le mélange des manifestations maniaques et dépressives peut offrir des degrés très différents, on conçoit que ce tableau clinique offre lui-même de grandes variétés.

Cette variabilité d'aspect des différents types mixtes nous explique qu'ils aient échappé presque complètement à l'attention des observateurs jusqu'à ces dernières années.

C'est à eux cependant que semble avoir fait allusion Guislain dans ses *Leçons orales sur les Phrénopathies*, en disant : «... J'ai pu constater la mélancolie alternant avec la manie; d'autres fois j'ai observé une *fusion complète entre ces deux phénomènes, comprenant à la fois la tristesse et la violence...* » Schüle a également entrevu ces états mixtes, mais il ne les a pas nettement isolés des formes maniaques ou dépressives, et c'est en réalité Kræpelin (1) et son élève Weygandt (2) qui en ont donné les premiers une description détaillée.

En France, l'existence des formes mixtes n'a été signalée jusqu'ici que par Rogues de Fursac et par Gilbert Ballet. « ... Dans cette forme d'accès, dit ce dernier auteur, on trouve associés, chez le même malade et au même moment, les symptômes de l'état maniaque et de l'état mélancolique; elle présente un grand intérêt, car *elle démontre la commune origine et la nature identique de phénomènes en apparence opposés, c'est-à-dire de l'excitation et de la dépression* » (3).

L'excitation maniaque est caractérisée, comme on l'a vu, par la *gaieté* et la *jovialité*, par l'*accélération des mouvements volontaires* et par la *fuite des idées*; la *dépression*, par une *humeur triste et morose*, l'*inertie*, et *l'arrêt de la pensée*. C'est de la fusion (Guislain), de l'amalgame de ces différents éléments, que résultent les *états mixtes*. Tantôt ce sont les phénomènes d'excitation qui prédominent et tantôt les phénomènes de dépression; aussi distingue-t-on, suivant la prépondérance des uns ou des autres, plusieurs variétés de ces états, sur lesquelles nous nous bornerons à donner quelques indications, leur étude étant encore trop récente pour pouvoir être l'objet d'une description méthodique.

Une première variété d'état mixte est constituée par la « *manie coléreuse* » (Kræpelin). Les maniaques pouvant être rangés dans ce groupe sont ceux dont l'humeur, au lieu d'être gaie et enjouée, est triste et morose, et chez lesquels le sentiment qui domine le plus habituellement est la colère. Ces malades n'en restent pas moins des

(1) Kræpelin, Traité de psychiatrie, 7º édition, 1904, et Einfürh. die Psych. Klinik, 1905.

(2) Weygandt-Roubinowitch, Atlas-manuel de psychiatrie, 1905, p. 335 et suiv.

(3) Gilbert Ballet, Traité de médecine de Bouchard et Brissaud, 2º édition, Xº volume, p. 887.

excités par leur loquacité et l'exubérance de leur langage et de leurs actes ; ce n'est que par leur timbre affectif qu'ils se rapprochent des déprimés (fig. 4 et fig. 0¹).

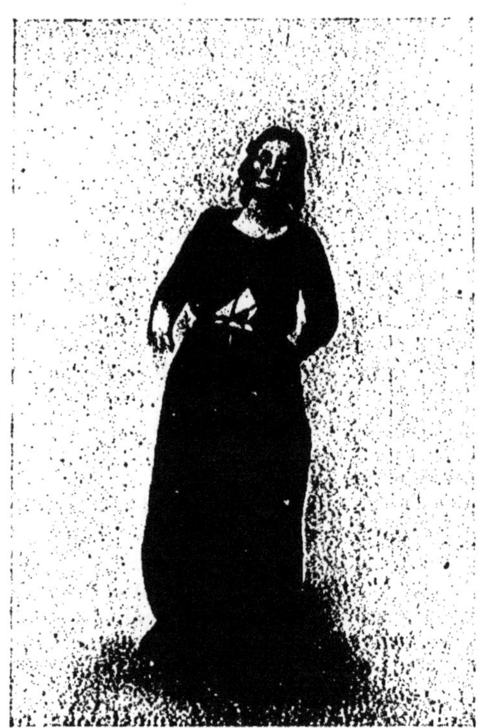

Fig. 4. — *État mixte.* — Habituellement maussade et morose, la malade est représentée dans une attitude d'arrogance et de souverain mépris, le tronc et la tête renversés en arrière, les paupières baissées, les lèvres pincées, tandis qu'elle arpente la salle à grands pas, en gesticulant et en proférant les plus grossières injures à l'égard du personnel (c'est un type de la forme mixte dénommée par Kræpelin *manie coléreuse*).

L'irritabilité de leur humeur se traduit tantôt par des taquineries ou des injures à l'égard de leur entourage, tantôt par des accès d'emportement qui éclatent à l'occasion du prétexte le plus futile, de l'observation la plus insignifiante.

Un jour, une infirmière du service, en remettant un verre d'eau à une malade qui le lui avait demandé, croit devoir lui dire de ne pas jeter le gobelet (selon sa coutume) quand elle aura bu; celle-ci entre alors dans une violente colère et profère pendant toute la journée les injures les plus grossières contre le personnel et les malades, comme si on l'avait profondément outragée. Ce sont les maniaques de cette catégorie qui, dans les asiles, parlent toujours en maîtres, trouvent à redire à tout, se plaignent d'être mal soignés, mal nourris, etc., et qui semblent n'avoir d'autre satisfaction que de blesser et mortifier leur entourage.

Lorsque dans le syndrome maniaque la « fuite d'idées » et la bonne humeur sont remplacées par l'arrêt ou l'inhibition de la pensée (1) et la dépression affective, sans qu'il se produise de modifications parallèles dans la sphère psycho-motrice, on a le tableau d'une deuxième variété d'état mixte : « *la manie dépressive* ou *excitation motrice avec dépression idéo-affective* (fig. 0²) ». Il s'agit ici de maniaques qui d'une part sont extrêmement pauvres de pensées, et d'autre part manifestent une vive agitation qui contraste avec la maussaderie de leur humeur. Ils parlent sans cesse, mais répètent constamment les mêmes plaintes contre leur entourage, les mêmes idées à contenu surtout hypocondriaque dans les mêmes termes; ils quittent leur lit, se plaignent tantôt au médecin et tantôt à l'interne des mauvais traitements qu'on leur inflige, des aliments qu'on leur donne, et cela sur un ton de parfaite indifférence et sans la moindre anxiété.

C'est ainsi qu'une de nos malades dont la tenue est toujours débraillée, les cheveux en désordre, qui passe son temps à injurier le personnel, à essayer de cracher à la figure des infirmières, etc., mais dont la lucidité est conservée, s'approche chaque matin doucement de l'interne et lui dit sur un ton câlin : « Bonjour, comment vas-tu ?... tu sais, j'ai été encore malade cette nuit... de

---

(1) Pfersdorff a récemment rapporté quelques observations d'états mixtes caractérisés surtout par un besoin incessant de parler, contrastant avec une pauvreté d'idées et une inhibition de la pensée (*All. Zeitsch. f. Psych.*, 1906).

la saleté qu'on m'a fait manger... et puis on m'a battu... une sale femme qui est en bas, une femme qui fait la noce... ne va pas en bas, on te ferait du mal... ne va pas en bas surtout... »

Si dans cette variété la morosité de l'humeur fait place à la gaieté et à l'enjouement, bien que le malade reste habituellement *silencieux*, on sera alors en présence d'un *état maniaque sans fuite d'idées*, c'est-à-dire d'une *manie improductive* (fig 9³). Dans cette forme qui est très fréquente, d'après Kræpelin, la compréhension et la perception sont lentes ; il faut répéter plusieurs fois les questions les plus simples avant que les malades y répondent ; aussi donnent-ils souvent l'impression d'imbéciles.

A d'autres moments au contraire, ils causent avec une certaine vivacité, rient sans motif, et tiennent des propos puérils ou insignifiants.

Une malade qui est depuis plusieurs années dans le service, qui est tantôt excitée, tantôt déprimée ou stuporeuse, qui est parfaitement orientée, dont la mémoire est très fidèle, qui connaît par leur nom toutes les malades de la salle où elle se trouve, éprouve le besoin de nous dire tous les matins sur le même ton souriant et indifférent : « Vous êtes bien Mr D...? Mr D... médecin et directeur de la Salpêtrière ? Vous n'êtes pas Mr D...? Si... vous êtes bien Mr D... je le savais bien ; alors vous voudrez bien me donner un petit congé de huit jours, de quinze jours, de trois semaines ou d'un mois, comme vous voudrez... (1) » Entre temps elle perçoit tout ce qui se dit autour d'elle, et le mot de « *guerre* » ayant frappé un jour son oreille, elle nous dit du même ton toujours souriant et sans faire un mouvement, sans qu'un muscle de son visage tressaille : « C'est l'Allemagne qui a vaincu la France? ... Ce n'est pas l'Allemagne qui a vaincu la France ?... Si, c'est l'Allemagne qui a vaincu la France, je le sais bien, j'avais quinze ans au moment de la guerre. Nous avons donné cinq milliards aux Prussiens ; sans doute qu'ils avaient besoin d'argent..... »

(1) Il y a là un exemple intéressant de *stéréotypie verbale* non démentielle, phénomène sur lequel Pfersdorff a récemment appelé l'attention (Stereotypies in manish, depressive Irresein. *Centralbl. fur Nervenh. und Psych.*, 1903, XIX *Jahrg.*).

Mais ces conversations enfantines ne se produisent en général qu'épisodiquement, ordinairement à la suite de quelque sollicitation extérieure. Le mutisme est l'état sous lequel se présentent le plus habituellement ces malades. Leur activité est également assez restreinte : elle se réduit le plus souvent à des grimaces, des gesticulations et des changements de costume ou de coiffure. Enclins à faire toutes sortes de niches, ces malades se plaisent à cacher les objets, à boucher le trou des serrures, à coller sur les murs des morceaux de papier, à gâter par méchanceté, etc... Il leur arrive cependant quelquefois de s'emporter, de déchirer et de frapper comme de véritables maniaques.

A côté de ces trois variétés d'états mixtes qui résultent de la dissociation des éléments constitutifs du syndrome maniaque, il faut ranger un certain nombre d'autres formes mixtes qui sont la conséquence d'une dissociation analogue des éléments du syndrome dépressif (humeur triste, incapacité de vouloir, inhibition de la pensée).

C'est ainsi, par exemple, que si l'*hypothymie* qui entre normalement dans la constitution de ce syndrome est remplacée par une exaltation de l'affectivité, par de l'*hyperthymie*, le tableau clinique de la dépression mélancolique des auteurs français se trouve complètement transformé du fait de cette substitution, malgré la conservation de ses deux autres éléments syndromiques : *aboulie* et *arrêt de la pensée*. C'est à la variété mixte représentée par ce nouveau tableau que Kræpelin a donné le nom de « *stupeur maniaque* » (fig. 9').

A un examen superficiel, les malades présentant cette forme morbide ressemblent à ceux qui sont atteints de *stupeur* dite *mélancolique*. Comme eux ils restent d'ordinaire inaccessibles à toutes les influences extérieures, se tiennent invariablement à la même place, dans la même attitude et indifférents en apparence à tout ce qui se passe autour d'eux. Malgré l'immobilité de leur masque facial, la physionomie de ces malades est souvent souriante et ironique ; ils suivent des yeux les allées et venues du personnel, mais sans faire un geste, ni prononcer une parole, même lorsqu'on les interroge.

Lorsqu'on soulève leurs membres, ceux-ci restent

flasques et se laissent déplacer sans offrir de résistance. Exceptionnellement cependant, ils peuvent garder pendant quelque temps les attitudes qu'on leur imprime.

A s'en tenir à ces seuls caractères, la ressemblance serait donc complète entre les *stuporeux* « *mélancoliques* », décrits plus haut et les *stuporeux maniaques*, mais si l'on prolonge l'observation de ces derniers malades, on constate que de temps à autre leur immobilité est subitement remplacée par une agitation plus ou moins vive, leur mutisme par des remarques piquantes ou des propos injurieux et leur inertie par des actes impulsifs. Sans cause apparente, on les voit jeter automatiquement leur nourriture, se lever d'un seul bond, parcourir la salle en tous sens, déchirer leurs vêtements, salir les murs, se précipiter sur un infirmier, un voisin de lit, etc. A d'autres moments encore, ils affectent dans leur mise une certaine recherche, se composent des coiffures bizarres, ornent leurs cheveux de fleurs ou de feuillages, et cela sans donner le moindre signe d'agitation extérieure ou d'exaltation mentale.

Enfin il n'est pas exceptionnel d'entendre ces malades manifester quelques idées délirantes polymorphes de richesses ou de grandeurs, mais de préférence hypocondriaques : ils ont froid au cerveau, ils ont une langue de glace, leur cervelet n'est plus à sa place, etc.

Lorsque dans le syndrome dépressif la « *fuite d'idées* » remplace l'inhibition de la pensée, on a encore un nouveau tableau, celui d'une « *dépression avec fuite d'idées* » (fig. 9⁵), au premier plan duquel existent toujours de la tristesse et de l'abattement ; mais les malades atteints de cette variété d'état mixte ne tardent pas à formuler des plaintes vagues et imprécises. Ils disent qu'ils ne se sentent pas maîtres de leur esprit, qu'il leur entre continuellement dans la tête toutes sortes d'idées en désaccord avec le cours habituel de leurs pensées, etc.

Il semble que, dans ces cas, dit Kræpelin, il existe une « fuite d'idées » qui ne parvient pas à s'extérioriser, en raison de l'inhibition des mouvements de la parole. Et de fait on constate souvent que ces malades, qui se montrent sobres de paroles, écrivent volontiers des confessions, des mémoires, ou de longues lettres dans lesquelles prédominent des récriminations absurdes, des préoccupations hypocondriaques, des idées de persécution, de culpabilité, etc. Voici comme spécimen de cette facilité à écrire et de ces plaintes absurdes, un fragment de lettre d'une de nos malades internée pour la quatrième fois, qui ne dit pas un mot lorsqu'on s'approche d'elle, qui reste la tête enfouie sous les draps et qui répond seulement par monosyllabes ou par un éclat de rire lorsqu'on l'interroge :

« Ma chère maman, je vais de plus en plus mal ; si tu ne me sors pas d'ici, je serai complètement idiote quand je sortirai. Je perds tous mes cheveux, je suis dans la saleté toute la journée, je maigris, je meurs de faim. Quand je pourrai me soigner en travaillant, je guérirai mon esprit. Je suis comme vous m'avez élevée, je tiens plus à mon corps qu'à mon esprit. Je ne demande qu'une chose pour être heureuse, me gaver toute la journée et retrouver ma santé de vingt ans. J'en suis loin. J'ai toutes les maladies de la poitrine, de l'estomac, une métrite, des maladies de peau et du cuir chevelu, l'anémie au dernier degré et toutes les maladies du cerveau. »

Kræpelin dit enfin avoir observé à plusieurs reprises une dernière variété d'état mixte caractérisée par une humeur sereine et enjouée, la « fuite des idées » et l'inhibition psycho-motrice.

Les malades atteints de cette forme mixte, désignée par Kræpelin sous le nom d' « *inhibition maniaque* » (fig. 9⁶), mais à laquelle conviendrait également, croyons-nous, celui de « *manie akinétique* », sont généralement fiers et hautains, mais faciles à distraire, à orienter dans telle ou telle direction. Ils se plaisent aux saillies, aux traits d'esprit. Leur langage se compose de phrases sans suite, généralement reliées entre elles par de simples consonances de mots, mais leur verbiage ne s'accompagne pas d'agitation. Ils restent calmes et tranquilles dans leur lit, mais ont de temps en temps des raptus impulsifs.

« Autrefois, dit Kræpelin, je confondais cette « *inhibition maniaque* » avec la « *stupeur maniaque* » ; elle s'en distingue cependant, à mon avis, par la fuite d'idées qui fait défaut dans cette dernière forme d'état mixte. »

Tels sont les principaux types d'états mixtes décrits par le professeur de Munich, auquel nous avons emprunté presque tous les éléments de cette étude.

Pour ne pas compliquer outre mesure leur description, nous avons passé sous silence les troubles confusionnels, les illusions sensorielles, et la plupart des idées délirantes qui peuvent s'observer au cours des états mixtes comme pendant les états maniaques et dépressifs proprement dits. Il est, en outre, très vraisemblable que l'on décrira par la suite beaucoup d'autres formes de ces états mixtes dans lesquelles les éléments symptomatiques au lieu de marcher de pair et de compagnie, s'en vont en zigzag, chacun pour son propre compte, sans aucun rapport de subordination entre eux, comme pour mettre à plaisir en défaut la perspicacité de l'observateur le plus sagace. Mais le point qui d'ores et déjà nous semble devoir être mis hors de doute, c'est l'extrême fréquence de ces formes mixtes qui relient les états maniaques aux états dépressifs (1). On peut, en effet, considérer les états maniaques et les états dépressifs purs comme étant situés aux deux extrémités d'une longue chaîne dont les nombreux anneaux intermédiaires sont formés par les états mixtes. Ceux-ci sont donc de beaucoup les plus communs, non pas peut-être à l'état isolé et indépendant, tel que nous venons de le montrer un peu artificiellement, c'est-à-dire de façon à constituer de véritables accès, comparables aux paroxysmes maniaques et dépressifs, mais comme formes de passage, servant de transition d'un état à l'autre, dans la folie circulaire et à double forme par exemple, quand le malade, comme le fait remarquer Rogues de Fursac, flotte pour ainsi dire indécis entre l'excitation et la dépression.

Ce point trouvera du reste son développement plus loin, à propos de l'étude de l'*évolution* et de la *marche* des états maniaques dépressifs.

(1) La fréquence des *états mixtes* a été confirmée tout récemment par le Dr Franco da Rocha (*Ann. méd. psychol.*, 1906, p. 256), bien que cet auteur n'accepte qu'avec beaucoup de restrictions la conception de la psychose maniaque-dépressive.

IV. — ÉVOLUTION ET PRONOSTIC

Le tableau clinique des *syndromes maniaques, dépressifs* et *mixtes*, que nous venons d'esquisser, ne correspond en effet qu'à leur période d'état; il nous faut étudier maintenant le début, la durée et la terminaison de ces paroxysmes, ainsi que leurs modes variés d'enchaînement et les intermittences qui les séparent, c'est-à-dire l'*évolution des accès et de la maladie dans son ensemble*.

Début, Durée et Terminaison des accès. — Les paroxysmes de la folie maniaque-dépressive passent pour éclater brusquement ; en réalité, leur apparition n'a de la brusquerie que les apparences : toujours ils sont précédés de quelques prodromes, mais il est vrai d'ajouter que ces prodromes sont le plus souvent méconnus, soit parce qu'ils sont trop légers pour attirer l'attention, soit parce qu'ils ont un caractère vague et mal défini, empêchant de les rattacher à l'accès qui leur succède.

Ces prodromes consistent dans un sentiment de fatigue générale accompagné de tristesse, de découragement, d'insomnie, d'anorexie, de troubles digestifs, etc. En un mot, les paroxysmes de la folie maniaque-dépressive sont toujours précédés par un stade initial de dépression qui persiste, sans grandes modifications, pendant quelques jours ou quelques semaines et qui s'accentue ensuite plus ou moins brusquement, lorsqu'il est le prélude d'un *état dépressif*. Aux éléments constitutifs de ce stade succèdent, au contraire, également d'une façon plus ou moins brusque, des phénomènes d'excitation, lorsqu'il s'agit d'un *état maniaque*. Le malade qui, les jours précédents, était sombre, silencieux, apathique, devient loquace, hardi, effronté, parle à tort et à travers, chante et siffle hors de propos, s'ingère dans les affaires des autres, etc.

Les accès maniaques francs débutent quelquefois soudainement, par une sorte de *signal-symptôme* (Arnaud), qui fait irruption au milieu du cortège des phénomènes dépressifs signalés plus haut et qui se reproduit toujours identique à lui-même au retour de chaque accès. « J'ai observé un périodique, dit Schüle, qui était averti de l'explosion de son accès de manie par la présence d'un oiseau gris qui lui apparaissait tout à coup... Il cherchait à prendre cet oiseau avec sa casquette, mais l'oiseau était insaisissable. Il savait alors ce qui allait arriver, rentrait chez lui, mettait en ordre sa maison, et réclamait son admission dans l'asile d'aliénés. » Un autre intermittent, cité par le même auteur, « mettait avant le début du paroxysme, une petite plume à son chapeau; elle était presque invisible, mais ce signe insignifiant était plein de graves présages » (1).

Un maniaque observé par Magnan avait l'habitude, au début de l'accès, de prononcer avec la même intonation certains jurons qu'il accompagnait des mêmes gestes, de la même attitude. Une femme, entrée plusieurs fois à Sainte-Anne, siffle au début de sa crise, si bien que sa famille, sur cette simple indication, fait les démarches nécessaires pour son admission à l'asile. Une autre malade de Magnan revêtait un vieux peignoir au début de chaque accès (2). Une intermittente observée par Gilbert Ballet buvait dans les mêmes circonstances un verre de son urine.

Un circulaire suivi par l'un de nous à Bicêtre pendant plusieurs années (fig. 5), prenait soin, au début de chaque paroxysme maniaque, de se débarrasser de sa montre et de son argent qu'il remettait au surveillant s'il était interné, à son logeur s'il était libre, puis un jour ou deux après, l'accès éclatait d'une façon explosive pour ainsi dire par des chants et des cris, par la lacération de ses vêtements, et par la destruction de ses objets mobiliers qu'il jetait ensuite dans la rue.

Une fois constitué sous la forme d'un état *maniaque*, *dépressif* ou *mixte*, l'accès revêt l'aspect clinique d'une des variétés *légères*, *graves* ou *délirantes* de ces états, décrites plus haut et persiste, sans autres modifications que des oscillations en plus ou en moins, pendant un temps très variable.

Certains accès ne durent pas au delà de quelques jours, le fait est exceptionnel; le plus ordinairement ils se pro-

(1) Schüle, Traité des maladies mentales (trad. française, 1888, p. 281).

(2) Magnan, Recherches sur les centres nerveux, 2e série, p. 509.

longent pendant des semaines, des mois et même plusieurs années. D'une façon générale, les accès des premières phases de la maladie ont une durée plus courte

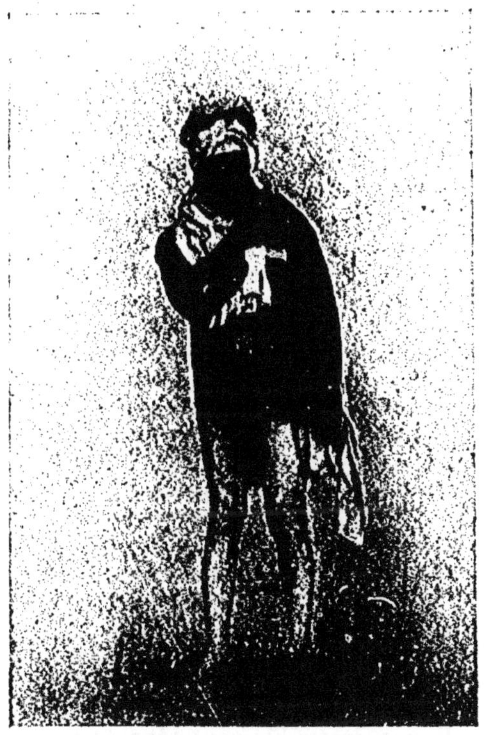

Fig. 5. — *Agitation maniaque* (9 internements en 16 années). — Le malade est représenté en pleine agitation, les jambes nues, la tête coiffée d'un turban fait avec sa chemise déchirée, dont il tient encore un lambeau à la main gauche; il chante et frappe du pied en cadence sans discontinuer, à la manière des musiciens Arabes.

que ceux qui en marquent les périodes avancées. On peut, dans une certaine mesure, se baser sur la durée des accès antérieurs pour prévoir celle des accès consécutifs, mais il y a à cette règle de nombreuses exceptions ; il n'est pas rare, en particulier, de voir des accès courts alterner avec des accès longs.

Dans 60 p. 100 des cas, d'après Kræpelin, le premier accès est de nature dépressive. Soukhanoff et Gannouchkine ont également constaté que sur 76 cas où ils ont fait des recherches à ce point de vue, 50 fois la maladie a débuté par la phase mélancolique et 26 fois par la phase maniaque ; si, d'autre part, on tient compte que la phase mélancolique échappe plus souvent à l'entourage du malade que la phase maniaque, on est conduit à penser « que dans la grande majorité des cas la psychose circulaire débute par la phase dépressive (1) ».

Kræpelin estime, en outre, que dans la moitié des cas environ, le premier accès est suivi d'un retour à la santé, et dans l'autre moitié d'un accès de formule contraire.

Le retour à la santé a lieu assez souvent brusquement, en l'espace de quelques heures, d'une journée, d'une nuit ; d'autres fois, on voit les phénomènes d'excitation ou de dépression perdre peu à peu de leur intensité, cesser même complètement pendant quelques heures pour se reproduire ensuite, et cela à diverses reprises, avant de disparaître définitivement.

Modes d'enchaînement et succession des accès. — Si l'on en croit la plupart des auteurs, le retour des accès s'effectuerait suivant des modes très différents qui ont servi de base à la description des types cliniques de l'ancien groupe des *folies intermittentes* ou *périodiques*.

La *répétition*, à des intervalles plus ou moins éloignés, d'états d'excitation ou de dépression, constitue ce qu'on a appelé et ce qu'on appelle encore la *manie* et la *mélancolie intermittentes* ; l'*alternance* de ces états maniaques ou mélancoliques, lorsqu'ils sont séparés par une phase d'activité psychique normale, a reçu le nom de *folie alterne* ; l'alternance régulière de ces mêmes états, sans intercalation d'une phase normale, celui de *folie à double forme*. Enfin la *succession* d'états d'excitation et de dépression, soudés ou juxtaposés les uns aux autres, sans être précédés ni suivis d'une période de retour à la raison, répond à ce que l'on désigne sous le nom de *folie circulaire*.

(1) S. Soukhanoff et Gannouchkine, Étude sur la folie circulaire (*Journ. de Neurologie*, 1903, p. 166).

On a pris en outre l'habitude, à la suite de Régis, qui
les a le premier introduits en psychiatrie, de représenter
ces différents types par des graphiques dans lesquels

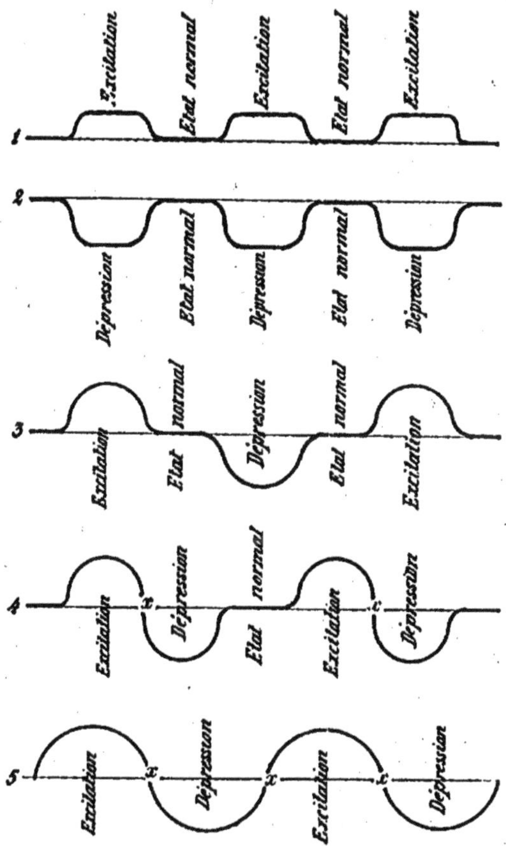

Fig. 6. — 1, manie intermittente ; 2, mélancolie intermittente
3, folie alterne ; 4, folie à double forme ; 5, folie circulaire.

l'état normal est figuré par une ligne horizontale et l'état
pathologique par une ligne courbe qui s'élève au-dessus
de la ligne horizontale quand il s'agit d'excitation et des-
cend plus ou moins au-dessous lorsqu'il s'agit de dépression, comme le montre le tableau de la figure 6.

Bien qu'on le trouve reproduit dans tous les traités et manuels de psychiatrie, ce mode de représentation graphique des états d'excitation et de dépression doit, à notre avis, être abandonné, parce qu'il consacre une double erreur : il tend d'abord à faire croire, en représentant l'excitation par une ligne située au-dessus de la normale, et la dépression par une ligne située au-dessous, que le premier de ces états est un trouble *hyper* et le second un trouble *hypo* de l'activité psychique normale ; or tous les auteurs admettent aujourd'hui que ces deux états ne sont opposés qu'en apparence, et que loin d'être antagonistes, ils ont tous deux pour substratum un fond commun de dépression mentale ou de douleur morale.

D'autre part, en coupant la normale en un point x, la courbe de la folie circulaire et de la folie à double forme (fig. 6^4, et 6^3) semble indiquer que le passage de l'excitation à la dépression, ou inversement, ne s'effectue qu'à la condition pour le malade de passer par une phase, si courte soit-elle, d'activité psychique normale, ce qui est absolument contraire aux données de la clinique.

Pour éviter de continuer à propager cette double inexactitude, il serait préférable de substituer aux graphiques généralement en usage ceux qui ont été proposés récemment par Bresler, graphiques dans lesquels l'*excitation* est représentée par une ligne *pointillée* et la *dépression* par une ligne *continue*, occupant toutes deux la même situation par rapport à la normale (1); de cette façon on n'est plus enclin à considérer l'excitation et la dépression comme deux états *antagonistes,* et le passage de l'un à l'autre peut se faire sans interposition d'une phase fictive de vie psychique normale, puisque les deux lignes, normale et pathologique, ne s'entrecroisent jamais, comme on peut le voir sur les tracés de la figure 7.

Même ainsi modifiés, ces graphiques donnent une idée encore trop schématique des états maniaques dépressifs, dont le tableau clinique ne comprend pas, en réalité, un aussi grand nombre de types.

De l'aveu même des partisans de l'ancien groupe des

(1) Bresler, Nature et représentation graphique du complexus symptomatique maniaque (*Psych. neurologische Wochenschrift,* 20 janvier 1906).

psychoses périodiques, la manie et la dépression intermittentes pures sont rares, et se transforment le plus
souvent avec les années en accès à double forme, avec ou
sans intercalation d'une période normale (forme circulaire). Cette transformation des diverses modalités des

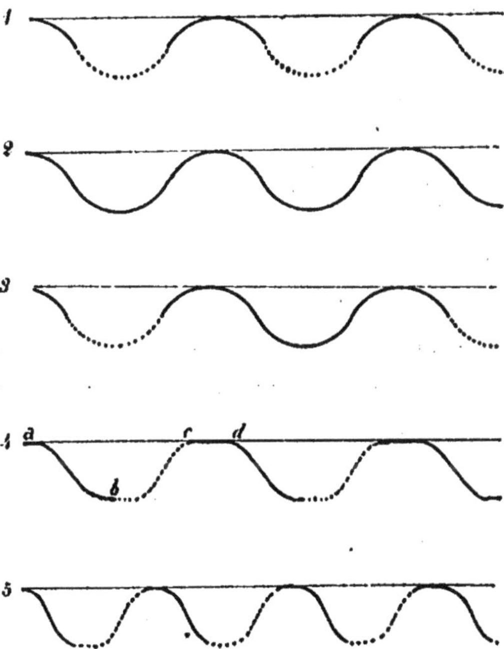

Fig. 7. — 1, manie intermittente ; 2, mélancolie intermittente ;
3, folie alterne ; 4, folie à double forme ; 5, folie circulaire ; *ab*,
stade de dépression ; *bc*, stade d'excitation ; *cd*, état normal.

psychoses périodiques, les unes dans les autres, prouve
manifestement, comme l'avait déjà fait ressortir autrefois
Magnan, qu'elles ne sont que les aspects divers d'une
seule et même espèce morbide englobant les cas périodiques, intermittents, alternes, à double forme, etc., et
ceux, de plus en plus rares, constitués par un accès unique.
Toutes ces formes, qui s'équivalent et se remplacent,

comme s'équivalent et se remplacent les diverses manifestations de l'épilepsie, ont été réparties, pour la commodité de la description, en trois grands groupes désignés sous les noms d'*états maniaques*, d'*états dépressifs* et d'*états mixtes*.

L'utilisation des graphiques de Bresler, pour la représentation de ces états, donne les schémas de la figure 8 :

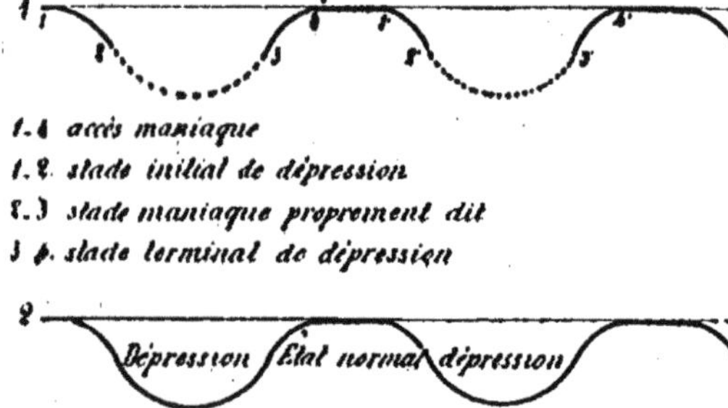

Fig. 8. — 1, états maniaques; 2, états dépressifs.

Pour représenter graphiquement les états mixtes, il est nécessaire de dissocier le faisceau de leurs éléments

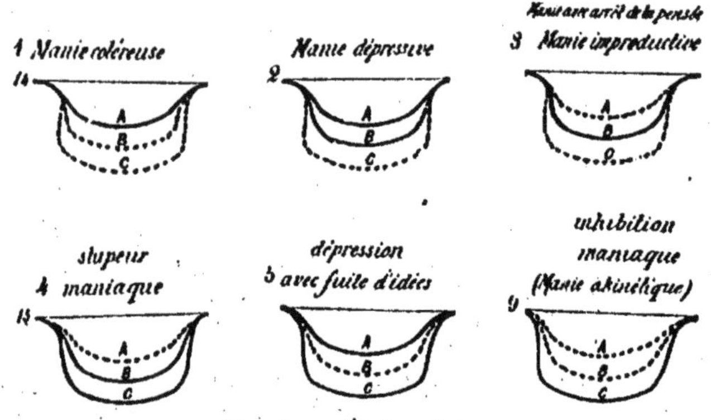

Fig. 9. — États mixtes.

constitutifs, et de figurer par des lignes *ponctuées* ceux d'entre eux qui ressortissent aux états maniaques, et par des lignes *continues* ceux qui sont d'ordre dépressif, comme le montrent les tracés de la figure 9.

Dans chacune de ces variétés d'états mixtes, la première ligne A représente l'état affectif, la seconde B l'état intellectuel, la troisième C l'état de la motilité.

De l'état mental des malades dans l'intervalle des accès. — La question importante que nous devons maintenant examiner, a trait à l'état mental des malades dans l'intervalle des paroxysmes. Y a-t-il entre les accès un retour complet à la raison ou seulement une rémission dans laquelle les symptômes de la maladie s'atténuent sans disparaître complètement? Il existe à ce point de vue une assez grande divergence d'opinions entre les auteurs. A l'exemple de P. Falret et de Baillarger, la plupart des aliénistes français admettent le retour intégral de la santé pendant les intermittences. Les psychiatres allemands, Kraft-Ebing, Schüle, Kræpelin, etc., soutiennent, au contraire, que, même dans l'intervalle des accès, il persiste toujours quelques traces de la maladie, une méfiance ou une émotivité exagérées, une diminution de l'énergie et de la capacité de travail, etc.

D'après Magnan, cette divergence d'opinions s'expliquerait par ce fait, que le cadre des folies périodiques trop agrandi laisse pénétrer un grand nombre de cas appartenant aux dégénérés, chez lesquels existe d'une façon permanente un certain degré de débilité ou de déséquilibration mentales.

Malgré cela, Magnan reconnaît qu' « avec la répétition et la prolongation des accès, quelques modifications de l'intelligence interviennent. La lucidité est entière, la portée intellectuelle ne diminue pas d'abord, mais on constate tantôt une certaine irritabilité, une activité remuante qui n'est pas ordinaire; d'autres fois, au contraire, c'est de l'apathie et de la nonchalance qui paraît d'autant plus accusée qu'on la compare à l'état habituel de santé du sujet (1) ». Gilbert Ballet se range à l'opinion de Magnan.

Arnaud croit que les intervalles lucides qui durent plusieurs mois et, à plus forte raison, ceux qui se prolongent pendant plusieurs années représentent pratiquement un retour à l'état normal. Au contraire, les intermittences très courtes, de quelques jours ou de

(1) MAGNAN, Recherches sur les centres nerveux, 2e série, p. 506.

quelques semaines, lui semblent correspondre plutôt à de simples améliorations qu'à une phase de raison complète.

En distinguant deux variétés de manie et de mélancolie cycliques, une rémittente et une intermittente, il semble que Régis adopte une opinion intermédiaire à celle des médecins français et allemands. D'après cet auteur, il y aurait lieu de distinguer parmi les folies cycliques une manie et une mélancolie rémittentes qui sont des folies continues à exacerbations, et une manie et une mélancolie intermittentes qui sont des folies par accès alternant avec l'état normal.

On comprend combien est délicat le problème qu'il s'agit de trancher. Les données qui seraient indispensables pour sa solution font le plus souvent défaut.

La famille, en effet, sauf dans quelques cas exceptionnels, est un mauvais juge de la question de savoir si le malade est après son accès exactement ce qu'il était avant, au point de vue à la fois physique et intellectuel. Le médecin qui ne suit le malade que pendant ses accès et qui, ni avant, ni après, n'est mêlé à sa vie, manque également des éléments d'appréciation nécessaires pour formuler un jugement rigoureusement exact. Il faut donc, ici encore, se contenter d'une approximation. Si l'on tient compte que même d'après les auteurs français, « c'est seulement au début de la maladie et lorsque les intermittences ont une longue durée » que le malade peut être considéré comme revenu complètement à son état normal, on est forcé de convenir que l'opinion des auteurs allemands se rapproche plus de la vérité.

Ce qui, pour le dire en passant, est une condamnation du terme de *folies intermittentes*, aujourd'hui du reste communément remplacé par celui, non moins impropre, il est vrai de *psychoses périodiques* (Kraft-Ebing, Arnaud, Gilbert Ballet), puisque le retour des accès n'a pas lieu à des époques fixes et déterminées.

Évolution de la folie maniaque-dépressive considérée dans son ensemble. — Il résulte de tout ce qui précède qu'envisagée dans son ensemble, la folie maniaque-dépressive est une affection paroxystique dont les accès se reproduisent pour ainsi dire fatalement, à des intervalles plus ou moins éloignés et irréguliers, et cela pendant toute la vie des sujets.

Ainsi que nous l'avons déjà signalé à diverses reprises, ces accès peuvent se répéter toujours identiques les uns aux autres, ou bien, au contraire, se remplacer et se combiner de façon à réaliser les différentes formes : périodiques, alternes, à double forme, circulaire, admises par les auteurs.

Le retour des accès est habituellement mis sur le compte d'un incident, d'une contrariété, ordinairement futiles, avec lesquels ils n'ont souvent qu'un rapport de coïncidence. La preuve qu'il en est bien ainsi, c'est que, chez les malades internés, on voit les accès réapparaître sans cause appréciable, alors que rien n'est changé dans les conditions matérielles ou morales de leur vie. Tantôt ce nouvel accès est de même formule que le précédent, tantôt il est de formule contraire.

Loin de s'affaiblir avec les progrès de l'âge, les accès deviennent plus rapprochés et plus longs, au fur et à mesure que le malade vieillit. Si à cette époque de la vie ils perdent quelquefois de leur intensité, cela est dû non à une atténuation de la maladie, mais à une diminution d'activité de toutes les fonctions. Notons enfin que la folie maniaque-dépressive n'aboutit jamais à la démence, quels que soient le nombre et l'intensité de ses paroxysmes ; c'est un point sur lequel tous les auteurs sont d'accord.

Arnaud cite l'observation de deux circulaires âgées respectivement de soixante-quinze et quatre-vingt-trois ans ; chez l'une, la maladie dure depuis soixante ans, chez l'autre depuis cinquante-quatre ans, et « non seulement elles ne sont pas démentes, mais leur vigueur intellectuelle serait positivement surprenante pour des personnes du même âge non aliénées (1) ».

Jamais non plus on ne voit la folie maniaque-dépressive se transformer en une autre malade mentale, ce qui constitue un argument irréfutable en faveur de légitimité de cette entité clinique.

Pronostic. — Le pronostic de la folie maniaque dépressive doit être envisagé au double point de vue des accès et de la maladie prise dans son ensemble.

Les accès, qu'ils soient à forme maniaque, dépressive

ou mixte, se terminent dans l'immense majorité des cas par la guérison, mais leur répétition est pour ainsi dire fatale et au fur et à mesure qu'ils se renouvellent leur durée s'accroît. Cette durée varie du reste dans de très grandes limites, de quelques jours à plusieurs mois et même deux et trois années. D'une façon générale, les premiers accès, surtout ceux qui se montrent dans le jeune âge, sont plus francs et ont une évolution plus rapide, que ceux des dernières périodes de la maladie ou dont l'apparition est tardive; ils sont également séparés par des intervalles plus longs, avec un retour presque complet à l'état normal. Lorsque la maladie est de date ancienne, les intervalles raisonnables deviennent de plus en plus courts et se font remarquer par des modifications permanentes du caractère. Il n'y a pas, au point de vue de leur durée, de différences tranchées entre les accès maniaques et les accès dépressifs; les uns et les autres peuvent se prolonger durant plusieurs années : tout ce qu'il est permis de dire, c'est que ce sont les formes délirantes qui sont les plus courtes et les formes circulaires qui sont les plus longues, comme l'a noté le premier P. Falret.

L'atténuation brusque ou lente des symptômes, qui s'observe aussi bien au cours des états maniaques que des états dépressifs, ne doit pas être considérée comme un indice certain de la fin de l'accès; cette atténuation, après avoir duré quelques jours, est en effet souvent suivie d'une recrudescence de tous les accidents; dans d'autres cas cette atténuation n'est qu'apparente, elle marque une dissociation des symptômes, prélude de l'apparition d'un état mixte qui vient souvent se substituer à un accès plus ou moins franc d'excitation ou de dépression. Il sera donc prudent, en pareil cas, de ne pas trop se hâter de prédire la fin d'un accès, sous peine de s'exposer à de graves mécomptes.

Un élément de pronostic qui, d'après quelques auteurs, aurait une valeur plus grande, serait le retour du malade à son poids normal, malgré la persistance des phénomènes d'excitation ou de dépression. C'est un point qu'il ne nous a pas été possible de vérifier.

Si le pronostic de chaque accès, pris isolément, est relativement bénin, il n'en est pas de même de celui de la maladie qui est foncièrement incurable, et s'est montrée jusqu'ici rebelle, comme on le verra plus loin, à tous les efforts de la thérapeutique. Il faut noter cependant, comme nous l'avons déjà signalé, que la folie maniaque-dépressive n'aboutit jamais à la démence. L'affaiblissement des facultés que l'on constate quelquefois chez les malades est le résultat des progrès de l'âge ou encore d'une artériosclérose concomitante. Il résulte, en effet, des observations de Kræpelin et des recherches d'Albrecht, que l'artériosclérose généralisée est beaucoup plus fréquente dans la folie maniaque-dépressive que dans les autres psychoses et s'y développe prématurément. L'apparition précoce des lésions athéromateuses des artères chez les maniaques dépressifs, serait due aux brusques oscillations de la pression sanguine, en rapport avec les variations si fréquentes de l'état affectif de ces malades (1).

V. — DIAGNOSTIC

Le diagnostic de la folie maniaque-dépressive n'offre aucune difficulté, lorsqu'on se trouve en présence d'un malade, excité ou déprimé, dont on connait les antécédents et chez lequel la véritable nature de l'affection s'est déjà affirmée par un ou plusieurs accès antérieurs. Il n'en est plus de même en face d'un sujet dont l'accès actuel constitue la première manifestation de la maladie, ou sur lequel on ne possède aucun renseignement. Est-il possible, en pareil cas, de poser un diagnostic précis? En un mot, les symptômes des états maniaques, dépressifs ou mixtes, sont-ils par eux-mêmes assez caractéristiques, pour qu'en l'absence de toute anamnèse, on puisse éviter la confusion avec les formes expansives ou dépressives des autres psychopathies?

Tel est le problème, quelquefois très ardu, que nous devons maintenant examiner.

Dans l'ancienne conception des psychoses intermittentes ou périodiques, la première question que l'on

(1) ALBRECHT, Folie maniaque-dépressive et artériosclérose (*Allg. Zeitsch. f. Psych.*, Bd LXIII, H. 3-4).

cherchait à résoudre, en présence d'un état d'excitation ou de dépression, était celle de savoir si l'on avait affaire à un accès de *manie* ou de *mélancolie simples*. Cette question ne se pose plus aujourd'hui, puisque nous estimons avec Kræpelin et plusieurs autres auteurs, qu'entre la manie simple et la manie périodique, comme entre la mélancolie simple et la mélancolie intermittente, « il n'existe aucune différence d'ordre symptomatique (1), évolutif ou étiologique, et que la limite tracée entre ces deux prétendues variétés de manie et de mélancolie est purement conventionnelle et ignorée de la nature (2) ».

A l'appui de cette opinion, on peut invoquer, outre les raisons signalées plus haut, les statistiques récemment communiquées par de Bœck au 1er Congrès belge de Neurologie et de Psychiatrie, statistiques qui démontrent que dans les dix dernières années, la proportion des cas de manie est tombée de 15 et 18 p. 100 du chiffre des admissions (à Bicètre, à la Salpètrière, à la Charité de Berlin et au Dépôt de l'hôpital Saint-Jean de Bruxelles) à 4,2 p. 100, y compris les cas de manie périodique et, ceux-ci exclus, à 0,9 p. 100.

Il résulte manifestement de ces chiffres que le champ de la manie se rétrécit de plus en plus, au fur et à mesure des progrès de la pathologie mentale. On est donc autorisé aujourd'hui à écarter du débat qui nous occupe la manie et la dépression simples, idiopathiques, pour lesquelles il n'y a plus de place, en tant qu'entités morbides, dans le cadre nosologique.

Les affections qui méritent réellement d'être distinguées de la folie maniaque-dépressive sont d'abord certains syndromes des grandes névroses telles que la neurasthénie, l'hystérie et l'épilepsie; ensuite certaines psychoses d'origine toxique ou infectieuse, le délire alcoolique et la confusion mentale en particulier, et enfin quelques psychopathies organiques parmi lesquelles nous rangerons la mélancolie d'involution, la paralysie générale et la démence précoce.

---

(1) La manie et la mélancolie de la folie à double forme, dit également Régis, ne diffèrent en rien de la manie et de la mélancolie simples, si bien que, prises isolément, il est impossible de les en distinguer.

(2) Kræpelin. *Traité de psych,,* 1904, 7e édit.

Syndromes névrosiques. — NEURASTHÉNIE. — On a fait depuis quelque temps un tel abus du terme de « neurasthénie », ainsi que le déploraient encore récemment J. Crocq (1) et Gilbert Ballet, que nous n'étonnerons sans doute personne en disant qu'une des erreurs le plus fréquemment commise, consiste à prendre pour de simples neurasthéniques des sujets qui sont, en réalité, des maniaques dépressifs.

Voici le plus souvent comment les choses se passent : un malade se présente au médecin, en se plaignant de fatigue générale, de lassitude, d'algies variées, de céphalée, de bourdonnements d'oreilles, de vertiges. En même temps ce malade déclare qu'il est incapable de fixer son attention, que ses pensées lui échappent, qu'il n'a plus de volonté, qu'il lui est impossible de se livrer à aucun travail. A un degré plus accentué, le même sujet manifeste des préoccupations hypocondriaques, des phobies, des obsessions, des idées fixes. Il a peur d'être atteint d'une maladie de la moelle épinière ou du cerveau, il lui semble qu'il devient fou. Si le médecin borne là son interrogatoire, il y a de grandes chances pour qu'il range tous ces troubles dans le cadre de la neurasthénie. Il conseille le repos, la cessation de tout travail, des reconstituants variés, des pratiques hydrothérapiques et quelquefois même l'isolement. Trois, quatre ou six mois après, le malade se déclare guéri, il se sent fort et vigoureux, en pleine possession de ses facultés, etc., et le médecin n'hésite pas à mettre à l'actif de la psychothérapie, une guérison qui n'est, en réalité, que le résultat de l'évolution naturelle de la maladie. C'est qu'en effet, dans la plupart de ces cas, il ne s'est pas agi d'un syndrome neurasthénique, mais d'un accès de dépression, peut-être suivi d'un accès d'hypomanie, tous deux tributaires de la folie maniaque dépressive. On évitera cette erreur en scrutant minutieusement le passé du malade, en interrogeant l'entourage sur son caractère habituel, son genre de vie, etc.; on apprendra alors que déjà le malade en question a présenté un certain nombre d'accès semblables sans cause bien manifeste, sans

(1) J. CROCQ, IIe Congrès belge de neurologie et de psychiatrie, août 1906). — GILBERT BALLET, Bulletin médical, 10 novembre 1906.

aucun des facteurs étiologiques puissants que l'on rencontre presque constamment à l'origine de la véritable neurasthénie; on découvrira ensuite qu'à différentes reprises, le même malade s'est montré, à la suite de ses accès, d'une activité un peu débordante, d'une humeur un peu trop voyageuse ou trop dépensière, d'une confiance exagérée dans ses moyens et ses facultés. Si, d'autre part, on analyse avec un peu d'attention les symptômes morbides énumérés plus haut, on s'aperçoit qu'ils n'ont pas la fixité, la ténacité de ce qu'on est convenu d'appeler « les stigmates de la neurasthénie », et qu'ils se rapprochent beaucoup plus par leur évolution des troubles caractéristiques de la phase dépressive de la folie à double forme. C'est sur ces caractères évolutifs que Sollier s'est appuyé, il y a une douzaine d'années, pour décrire une prétendue « *neurasthénie circulaire* » qui serait constituée par des alternatives de dépression et d'excitation, se succédant sans intervalle lucide et n'empêchant pas, en général, les malades de se livrer à leurs occupations habituelles. Il n'existe, en réalité, aucune ligne de démarcation, entre cette variété de neurasthénie et les formes légères ou atténuées de la véritable folie circulaire, décrites par Hecker d'abord et ensuite par Karl Wilmanns, sous le nom de *cyclothymie*.

La même remarque peut s'appliquer aux faits groupés autrefois par Lange (de Copenhague) sous le terme de « dépression périodique », et plus récemment par Friedmann sous celui de « mélancolie neurasthénique (1) ».

Hystérie. — Au cours de l'hystérie, on peut observer des accès d'excitation ou de dépression que l'on étiquetait autrefois *manie* ou *mélancolie hystériques*. Ces dénominations sont depuis longtemps tombées en désuétude (2). Les idées nouvelles, en matière d'hystérie, surtout depuis la précision que leur a conférée la théorie de Babinski, permettent moins que jamais de les remettre en vigueur.

Sans doute, les réactions provoquées par les rêves, qui sont le fondement de la phase délirante de l'attaque

(1) Friedmann, *Allg. Zeits. für Psych.*, 1901, Bd LXI, H. 3.
(2) Gilbert Ballet, Rapports de l'hystérie avec la folie; Congrès des médecins aliénistes français, 1891.

convulsive, peuvent être assez accusées, dans quelques cas, pour simuler un état maniaque ; mais alors la prédominance des hallucinations visuelles, les caractères oniriques du délire et la constatation de quelques-uns au moins des concomitants moteurs de la crise hystérique, permettent de reconnaître la véritable nature de ces états transitoires d'agitation. On a signalé, il est vrai (Moreau de Tours, Sollier, Janet), d'autres états d'excitation d'une durée de plusieurs semaines ou de plusieurs mois, rattachés par certains auteurs à l'hystérie, par d'autres à la dégénérescence mentale. Tout tend à faire admettre aujourd'hui que la plupart de ces faits relèvent de la démence précoce (1). À l'appui de cette opinion, nous pourrions relater les observations d'un grand nombre de jeunes filles entrées, au cours des vingt dernières années, dans le service de l'un de nous à la Salpêtrière avec les diagnostics de « dégénérescence mentale avec excitation maniaque, de dégénérescence mentale avec délire polymorphe, etc., de folie hystérique, de manie, de délire hystériques, d'hystéricisme, etc. » et qui très rapidement, en l'espace de deux ou trois années, ont franchi les différentes étapes de la démence la plus typique.

Il semble également de plus en plus vraisemblable que c'est à la psychose hébéphréno-catatonique qu'il faut rattacher les *états de dépression durables et prolongés*, entrecoupés de phases d'excitation, de maniérisme, de tics, de stéréotypies, etc., qu'on observe chez quelques hystériques.

Par contre, nous maintenons dans le cadre de l'hystérie les *états de dépression transitoires* qui sont manifestement en rapport avec les rêveries délirantes de l'attaque ou avec certaines idées fixes conscientes ou subconscientes.

Épilepsie. — On observe assez souvent chez les épileptiques, à la suite ou dans l'intervalle des accès, des

(1) Que les médecins, dont la religion à cet égard ne serait pas suffisamment éclairée, veuillent bien relire les observations sur lesquelles Morel a édifié sa conception de la « folie hystérique » ; ils reconnaîtront sans peine que la plupart d'entre elles seraient rangées aujourd'hui, sans contestation possible, dans le cadre de la démence précoce (Morel, *Tr. des Mal. ment.*, 1860, p. 681, 682 et suivantes).

syndromes maniaques ou *dépressifs* qui peuvent être confondus avec les états correspondants de la psychose maniaco-dépressive.

On évitera cette erreur en se rappelant que les équivalents psychiques des accès épileptiques sont toujours étroitement liés à des idées délirantes ou à des hallucinations terrifiantes : ainsi s'expliquent l'agitation et la fureur de quelques-uns de ces malades (manie épileptique), ou au contraire, l'état d'hébétude, de torpeur et de prostration de quelques autres (stupeur épileptique).

La *manie épileptique* se distingue encore de la manie dépressive par l'excessive violence des malades qui brisent et détruisent tous les objets qui les entourent et frappent aveuglément les personnes qui les approchent. Les maniaques dépressifs, au plus fort de leurs paroxysmes, n'atteignent jamais un tel degré d'impulsivité (Rogues de Fursac).

La *stupeur épileptique* est interrompue également de temps à autre par des actes impulsifs qui dépassent en violence les raptus des malades atteints de *stupeur maniaque*. L'obnubilation de la conscience est en outre toujours beaucoup plus accentuée dans la première que dans la seconde.

Psychoses toxiques et infectieuses. — La simulation des états maniaques dépressifs par certains syndromes psychiques à forme expansive ou dépressive, d'origine toxique ou infectieuse, est trop grossière pour que nous y insistions. Nous dirons cependant quelques mots des *psychoses alcooliques* et *confusionnelles* qui, dans quelques cas, reproduisent assez exactement le tableau de la folie maniaque-dépressive.

A la première phase de l'*ivresse alcoolique*, on constate tantôt de la loquacité, de la verve, de l'entrain, en un mot des phénomènes d'excitation qui rappellent ceux des *états maniaques*, et tantôt au contraire de la tristesse, de l'abattement, une humeur morose et chagrine avec tendance marquée aux querelles et aux actes violents, tous phénomènes qui ne sont pas très éloignés de ceux que l'on observe dans les *états dépressifs*.

Mais chez ces sujets, d'une façon générale, le trouble des facultés est beaucoup plus considérable que dans la manie dépressive et s'accompagne toujours d'une perte plus ou moins complète de la lucidité et de l'orientation.

On constate, en outre, chez ces malades des troubles sensoriels, des illusions de la vue, du goût et de la sensibilité générale et aussi le plus souvent quelques signes physiques (embarras de la parole, sueurs profuses, démarche titubante, etc.) qui enlèvent toute hésitation au diagnostic.

Dans le cours de l'*intoxication alcoolique chronique*, on observe fréquemment, à la suite de libations un peu plus copieuses que d'habitude, d'un choc moral ou physique, etc., des troubles psychiques à caractère général d'excitation ou de dépression. Mais ces phénomènes sont en rapport avec des illusions et des hallucinations sensitivo-sensorielles, avec des idées fixes et des conceptions délirantes à caractère onirique, ayant trait aux choses de la profession, aux événements du jour, à des scènes de meurtre, de carnage, etc.

A ces troubles psycho-sensoriels viennent s'ajouter des symptômes physiques : tremblement généralisé, crampes, fourmillements, paresthésies, anesthésies, hyperesthésies, etc., qui ne laissent aucun doute sur le diagnostic.

Les mêmes considérations s'appliquent, sans qu'il soit nécessaire d'y insister, aux autres psychoses toxiques : saturnine, morphinique, chloralique, cocaïnique, paludique, etc.

Ces considérations valent aussi, au moins en grande partie, pour les psychoses qui sont dues non plus à une intoxication d'origine externe, à une exo-intoxication, mais à une intoxication d'origine interne, à une auto-intoxication par insuffisance hépato-rénale, gastro-intestinale, etc. On sait, en effet, que ce qui domine la scène morbide dans ces *psychoses auto-toxiques*, c'est un état particulier de *torpeur intellectuelle*, de *confusion*, d'*hébétude*, de *désorientation*, souvent accompagné de *somnolence*, de *rêves*, de *cauchemars* et d'*hallucinations* spéciales de la vue, de l'ouïe, etc.

Le tableau clinique des *psychoses infectieuses* dont le type est la *confusion mentale*, ne diffère pas sensiblement de celui des psychoses auto-toxiques (Régis) : il a pour principaux caractères : la *désorientation*, l'*amnésie*, la *désagrégation mentale* et un *délire franchement hal-*

lucinatoire. Ces psychoses infectieuses s'accompagnent en outre presque toujours d'altérations de la santé générale, de phénomènes fébriles, etc., qui ne permettent aucune hésitation sur l'origine des accidents observés.

Nous signalons ici simplement pour mémoire les périodes d'excitation ou de dépression qui s'observent au cours des *délires systématisés*, car il suffit de connaître l'état délirant qui précède et accompagne ces états d'excitation et de dépression pour éliminer d'emblée le diagnostic de folie maniaque-dépressive.

Psychopathies organiques. — Mais là où le problème diagnostique devient vraiment intéressant, c'est lorsqu'il s'agit de distinguer les principales formes maniaco-dépressives des états analogues symptomatiques de lésions circonscrites et surtout diffuses du cerveau, notamment de la *mélancolie d'involution*, de la *paralysie générale* et de la *démence précoce*.

Nous laisserons de côté le diagnostic différentiel des états dépressifs secondaires aux *lésions circonscrites du cerveau*, aux *foyers d'hémorragie* et de *ramollissement*, et aussi à l'*artériosclérose cérébrale*, parce que ces états se confondent, au point de vue clinique, avec la *mélancolie d'involution*, affection qui nous semble devoir prendre place ici parce qu'elle est, au moins très vraisemblablement, en rapport avec les lésions déterminées dans l'organisme par la sénilité.

MÉLANCOLIE D'INVOLUTION. — Sous ce nom, nous comprenons avec Kræpelin tous les états d'anxiété pathologique qui surviennent à un âge assez avancé et qui ne peuvent être considérés comme des épisodes des autres formes de folie. A vrai dire, cette conception, si elle a rallié en France les suffrages de Sérieux, Capgras et Rogues de Fursac, est loin d'être généralement admise : elle a été critiquée encore tout récemment en France par Masselon (1) et à l'étranger par Thalbitzer (2) et Ed. Forster (3).

Kölpin, il y a quelques années, avait également émis

---

(1) MASSELON, La mélancolie, 1906.

(2) THALBITZER, Mélancolie et dépression (*Allg. Zeitsch. für Psych.*, LXXII, an. in *Journ. de psychologie*, 1906, n° 2).

(3) ED. FORSTER, Ueber Melancholie sonder (*Ann. den Charité*, XXX).

l'opinion que la distinction entre la mélancolie de la vieillesse et les états dépressifs de la folie circulaire n'a qu'une valeur théorique (1). Nous pensons, au contraire, qu'il existe de réelles différences entre la mélancolie sénile ou présénile de Kræpelin et les états dépressifs circulaires.

Sans doute, dans les deux cas, le trouble mental est fait de tristesse et d'abattement, d'anesthésie physique et psychique, de préoccupations hypocondriaques, etc. ; mais, chez le maniaque dépressif, ces troubles sont dominés par la dépression et par une inhibition de toutes les facultés. Chez le véritable mélancolique, la tristesse est active, elle s'accompagne d'une profonde anxiété qui se traduit par des plaintes et des gémissements continuels et par une agitation incessante.

Au lieu de rester immobile et à la même place comme le maniaque dépressif, le mélancolique va et vient en tous sens, s'accroche au médecin, au personnel, en donnant les marques du plus profond désespoir. Ses lamentations tournent toujours dans le même cercle : il est perdu, il est ruiné, il est un misérable, il a fait le malheur de tous les siens, il est la cause de tous les maux qui affligent l'humanité ; il n'a plus ni cœur, ni âme, il n'a plus que quelques jours à vivre, il mérite les plus grands supplices, etc. (fig. 10).

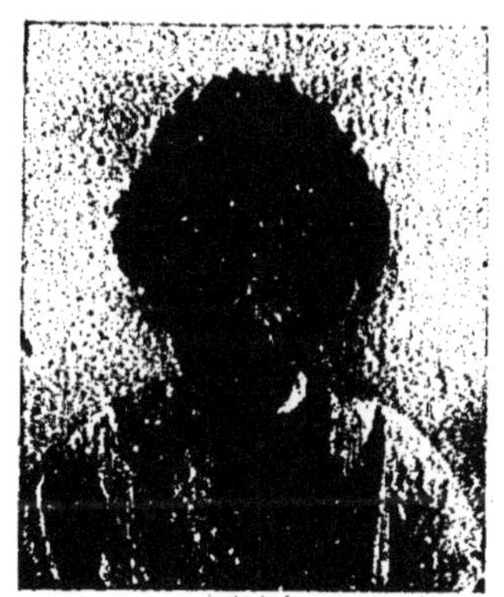

Fig. 10. — *Mélancolie sénile.* 63 ans à son entrée. Mutisme. Sitiophobie ayant nécessité à plusieurs reprises l'alimentation artificielle. La physionomie de la malade au front plissé, aux sourcils contractés, aux sillons naso-géniens si fortement accusés, est l'expression mimique de l'état d'anxiété profonde et de douleur morale, entretenu par des idées·d'indignité et de culpabilité.

A la vérité, on peut rencontrer les mêmes idées d'indignité et de culpabilité et les mêmes préoccupations

(1) Kölpin, *Arch. f. Psychiatrie*, 1904, Bd XXXIX, H, 1, an, in *Bull. de la Soc. de méd. ment. de Belgique*, 1903, p. 278.

hypocondriaques dans les états dépressifs, mais elles occupent alors une place toujours beaucoup plus restreinte, plus épisodique, dans le tableau morbide et ne retentissent pas comme dans la mélancolie sur toute la conduite des malades.

En résumé, la mélancolie d'involution se sépare de la folie maniaque dépressive par l'absence d'inhibition psychique et psycho-motrice et par l'existence de crises d'anxiété accompagnées d'idées délirantes (mélancolie affective délirante). Qu'entre les cas où la douleur morale prédomine nettement et ceux où l'inhibition est le phénomène principal il existe, comme le dit Rogues de Fursac, une série d'intermédiaires qui établissent une transition insensible entre la mélancolie affective et la psychose maniaque dépressive, nous le reconnaissons volontiers, mais ce n'est pas là une raison suffisante pour fondre ces deux affections en une seule et même espèce clinique.

PARALYSIE GÉNÉRALE. — La *forme expansive* de la paralysie générale commençante présente beaucoup de traits communs avec les états maniaques circulaires.

Dans les deux cas il existe une activité désordonnée, des idées de grandeur, des actes absurdes, des achats ridicules, etc. On remarquera cependant que l'excité maniaque est moins maniable que le paralytique général; il a plus de fixité, plus de suite dans les idées, il est moins contradictoire et moins absurde. Chez le paralytique général, on constate, en outre, quelques signes d'un affaiblissement psychique qui fait défaut chez l'excité maniaque. Il existe toutefois nombre de cas dans lesquels il sera prudent de réserver le diagnostic jusqu'à l'apparition des signes physiques de la méningo-encéphalite chronique.

Les *formes dépressives* de la paralysie générale affectent quelquefois les allures des états dépressifs vésaniques. « Il existe souvent, dit Dupré (1), à la période prodromique de la paralysie générale, une phase mélancolique plus ou moins intense et prolongée (Guislain, Griesinger, Falret) parfois précédée de vertiges, d'éblouissements ou d'ictus apoplectiques. Dans

(1) E. Dupré, *in* Traité de pathologie mentale de GILBERT BALLET, p. 978 et suiv.

des cas plus rares, la paralysie générale revêt pendant presque toute son évolution l'aspect de la mélancolie avec délire hypocondriaque et idées de négation, de destruction d'organes. Mais le plus souvent l'état mélancolique a une durée limitée et se présente sous la forme simple, anxieuse ou stupide.

« La *mélancolie paralytique* se distingue par le caractère mobile, inconsistant, absurde des conceptions délirantes. Celles-ci sont des craintes de vol, d'empoisonnement, de mort ; des idées de négation et de destruction d'organes ; le délire est limité à l'organisme et au milieu ambiant direct du malade ; il ne s'étend pas à la sphère métaphysique, ainsi que cela est si fréquent chez le mélancolique anxieux (Arnaud). On ne constate que très rarement des idées de culpabilité, d'auto-accusation, d'hypocondrie morale, contrairement à la règle du mélancolique vésanique. »

Pour éliminer la paralysie générale, on pourra s'appuyer en outre sur la notion de l'intermittence des paroxysmes, que séparent des intervalles d'activité psychique normale. Dans les cas en effet où l'évolution paralytique affecte la forme intermittente, la rémission des accidents est toujours très incomplète. L'apparition des stigmates somatiques lèvera, en général, tous les doutes ; encore devra-t-on se souvenir que quelques-uns d'entre eux, l'inégalité pupillaire, le tremblement lingual, peuvent être observés dans certains états mélancoliques (Dupré). Dubois (de Berne) a signalé également l'existence de parésies sensitives ou motrices, éphémères et circonscrites au cours des psycho-névroses (1).

Enfin dans les cas particulièrement difficiles le cyto-diagnostic céphalo-rachidien pourra être d'un précieux secours.

PSYCHOSES HÉBÉPHRÉNO-CATATONIQUES. (DÉMENCE PRÉCOCE.) — La différenciation des états d'excitation de la folie maniaque-dépressive d'avec les états hébéphréno-catatoniques de la démence précoce, passe pour un des problèmes les plus délicats de la médecine mentale.

Les difficultés de ce diagnostic sont encore accrues du

____

(1) Dubois (de Berne), Troubles de la sensibilité dans les états neurasthéniques et mélancoliques (*Journ. de neurol.*, 1901). — Dubois (de Berne), *Com. au Congrès de Bruxelles*, 1903.

fait que ces deux affections débutent dans la grande majorité des cas à la même époque de la vie, de quinze à vingt-cinq ans, et semblent avoir une prédilection marquée pour le sexe féminin. Il ne faut pas perdre de vue, en outre, que la démence précoce procède souvent par poussées successives, au point de revêtir quelquefois toutes les apparences d'un état intermittent ; néanmoins le pronostic est tellement différent dans l'un et l'autre cas qu'il est de la plus haute importance, en présence d'un premier accès d'excitation ou de dépression, de pouvoir le rattacher à sa véritable origine. Aussi, examinerons-nous séparément les particularités symptomatiques sur lesquelles on peut s'appuyer pour élucider cette question.

Un des traits distinctifs les plus frappants de ces deux grandes variétés d'états maniaques, est l'absence de *ton émotionnel* ou *affectif* chez les hébéphréno-catatoniques, et sa conservation, souvent même son exaltation, chez les intermittents ou les circulaires.

Pour s'en convaincre, il suffit de considérer avec un peu d'attention les différentes modalités de la mimique et des expressions émotives de ces malades.

Il est clair, en effet, que les grimaces, les gestes maniérés, le bavardage incohérent et sans fin des déments précoces, avec leur « salade de mots », leur verbigération, etc..., ne répondent à aucun processus émotionnel. Au contraire, l'habitus extérieur et le langage des maniaques dépressifs, malgré leur verbosité et leur « fuite d'idées », sont toujours le reflet des sentiments de gaieté, de colère ou de tristesse qui les animent.

La même observation, purement passive, de ces deux catégories de malades permet, en outre, de s'assurer rapidement que chez les déments précoces (les paranoïdes exceptés), la *notion de l'entourage et du milieu* est totalement absente, tandis qu'elle est toujours présente chez les maniaques dépressifs. Alors que les premiers restent complètement étrangers à ce qui se passe autour d'eux, les seconds ne laissent rien échapper de ce qui frappe leurs yeux ou leurs oreilles. Ainsi s'explique l'*incuriosité* de l'hébéphrénique ou du catatonique excité, en présence duquel on peut impunément aller et venir, parler, soit de sa maladie, soit de ses parents, sans qu'il y prête la moindre attention.

Le circulaire ou l'intermittent, au contraire, quelle que soit son agitation, a toujours l'esprit en éveil. Il ne peut ni voir un étranger, ni recevoir une visite, sans que son agitation redouble ; si on parle devant lui, il saisit les moindres allusions à son état, même lorsqu'elles sont faites à voix basse et à distance et y riposte avec vivacité.

Rarement bienveillant, plus volontiers gouailleur, arrogant ou grossier, il morigène l'un, tourne l'autre en ridicule et se montre aussi âpre à la critique que prompt à la répartie.

Si de l'observation de l'*affectivité* et du *langage* on passe à celle des *réactions motrices*, les différences ne sont pas moins accusées.

On remarque sans doute chez tous ces malades les mêmes attitudes théâtrales, les mêmes tendances à se travestir et à s'affubler d'oripeaux, mais la façon de se comporter des uns et des autres n'est pas du tout la même. Tandis que toute la manière d'être des maniaques dépressifs (gestes, démarche, port de tête) est plus ou moins en rapport avec le rôle du personnage qu'ils incarnent, celle des excités catatoniques apparaît dépourvue de toute signification. Leurs réactions sont *absurdes, illogiques, irraisonnées*, ainsi qu'en témoigne la collection si curieuse et si riche de leurs *stéréotypies*.

Sans doute encore, l'activité de tous ces malades, qu'elle soit purement psychique ou psycho-motrice, se dépense au hasard, sans raison et sans but, mais celle des maniaques intermittents, quoiqu'aussi débordante, a toujours plus de *cohésion* et de *tenue* que celle des déments précoces, sans doute parce que la conscience et la volonté n'y sont pas complètement étrangères.

Pour la même raison, une interpellation un peu vive suffit presque toujours à *suspendre*, à *inhiber*, pour un temps très court il est vrai, l'agitation d'un intermittent (Gilbert Ballet), tandis que la même interpellation, incomprise du dément précoce, *reste sans action* sur des réactions qui ne dépassent pas le plus souvent la sphère de l'automatisme.

De même encore, il suffit quelquefois d'un mot, même insignifiant, pour modifier l'agitation du maniaque intermittent et l'aiguiller dans une autre direction. Chez le dément précoce, la transformation de l'excitation est plus souvent spontanée que provoquée, parce qu'on n'a pas de prise sur son psychisme supérieur.

En un mot, comme l'a nettement indiqué de Bück (1), l'agité maniaque garde toujours jusqu'à un certain point les attributs de sa personnalité, c'est-à-dire la direction intentionnelle des actes qu'il est poussé à exécuter (*Thatendrang*).

L'agité catatonique au contraire est un incoordonné ; ses mouvements sont dépourvus de toute logique, de toute signification (*Bewegungsdrang*), parce qu'il a perdu ses représentations, ses images mentales.

La différenciation entre les *états de dépression* ou de *stupeur* de la folie circulaire et de la démence catatonique est peut-être hérissée de difficultés encore plus grandes.

A un examen superficiel, on constate, en effet, dans ces deux variétés de stupeur les mêmes *tendances négativistes* que traduisent le *mutisme*, l'*immobilité*, le *refus des aliments*, l'*inexécution des actes commandés*, etc. Mais si l'on analyse ces symptômes, en apparence identiques dans les deux cas, on trouve entre ceux du catatonique et ceux du circulaire stuporeux de réelles différences.

Tout d'abord, à ne considérer que l'expression générale de la physionomie, on constate que, chez le premier, elle indique l'*indifférence* et l'*inconscience* de sa situation, tandis que, chez le second, elle exprime la *tristesse*, la *préoccupation* et la *conscience d'un état maladif*. Essaie-t-on de faire parler ces malades, on remarque que le mutisme du catatonique est beaucoup plus absolu que celui du simple déprimé : quelle que soit l'insistance avec laquelle on l'interroge, le premier reste impassible, sans faire le moindre effort pour comprendre ce qu'on lui demande ; lorsque par hasard il répond, il le fait d'une façon explosive, purement automatique, réflexe, irraisonnée.

Le mutisme complet est beaucoup plus rare chez le stuporeux circulaire : le plus souvent celui-ci, pressé de

____

(1) De Bück, Troubles de la psycho-motilité (*Journ. de neurologie*, 1901, p. 473).

questions, émet quelques sons, articule du bout des lèvres quelques mots souvent difficiles à saisir, mais qui suffisent à prouver que ces questions ont été comprises et que le malade est impuissant à y répondre. Ordonne-t-on par exemple à ces stuporeux de compter de 1 à 20, tous deux commencent par ne rien répondre. Si on répète l'injonction impérativement, le circulaire prononce, le plus souvent à voix basse et avec lenteur, les chiffres 1... 2... 3... 4... 5... etc., s'arrêtant, hésitant, puis recommençant comme si l'acte de parler lui coûtait des efforts extrêmement pénibles; le catatonique, au contraire, ou reste silencieux, ce qui est le cas habituel, ou répond d'un seul trait automatiquement 1, 2, 3, 4, 5, à la façon d'un ressort de montre qui se déroule (Claus). De même si l'on commande quelques actes simples comme ceux de tirer la langue, de donner la main, de lever un bras, de s'asseoir, ces mouvements restent le plus souvent inexécutés chez le catatonique et chez le circulaire stuporeux, mais l'inertie est toujours plus complète chez le premier que chez le second. Pour rendre cette différence plus accusée, il faut réitérer les ordres, celui de donner la main par exemple, à plusieurs reprises; on voit alors en général le stuporeux « mélancolique » étendre les doigts, soulever légèrement, puis déplacer la main et le membre par de petits mouvements de reptation qui finissent peu à peu, mais souvent au bout d'un temps très long, par les amener au contact de la main qu'on leur tend. Les choses se passent tout différemment chez le catatonique : ses doigts se crispent, sa main fermée se fléchit sur l'avant-bras, et celui-ci, raidi, et contracté, ou n'exécute aucun mouvement, ou esquisse un mouvement opposé à celui qu'on sollicite. De même encore, lorsqu'on s'arme d'une épingle et qu'on en dirige la pointe vers le globe oculaire, le stuporeux catatonique ne donne aucun signe d'effroi, sa psycho-réflectivité reste muette, seul son réflexe palpébral entre en jeu ; chez le stuporeux « mélancolique » il se produit dans les mêmes circonstances un brusque mouvement de recul qui témoigne de la persistance de son activité psychique supérieure.

Lorsqu'on essaie enfin de déplacer les membres d'un catatonique, il faut vaincre le plus souvent une certaine résistance avant d'y parvenir ; abandonné à lui-même, le membre déplacé tantôt reprend la position qu'il occupait primitivement, et tantôt, conserve celle qu'on lui a imprimée (attitudes cataleptiques). Ce dernier phénomène est beaucoup plus rare chez le stuporeux circulaire, dont les membres, généralement hypotoniques, retombent flasques et inertes sur le plan du lit.

On peut trouver, au moins dans une certaine mesure, la raison de ces différences dans le mécanisme de production des différents symptômes que nous venons de passer en revue. On sait en effet que pour Kræpelin les phénomènes qui caractérisent la stupeur catatonique sont dus à un « barrage » ou à un arrêt (*Sperrung*) des actes volontaires, tandis que ceux de la stupeur «mélancolique» seraient le résultat d'une inhibition ou d'un retard (*Hemmung*) des mêmes actes. Il n'y aurait donc pas là une simple différence d'intensité comme l'admet Ziehen, mais une différence de nature du processus psycho-pathologique : le « barrage » qui s'oppose aux actes de volition (*volonté bloquée*) est un phénomène primitif, indépendant de toute activité consciente, tandis que l'inhibition psycho-motrice du déprimé est un phénomène secondaire subordonné à des troubles de l'affectivité.

A vrai dire, aucune des particularités cliniques que nous venons de signaler, n'a une valeur absolue ; il suffit cependant que quelques-unes d'entre elles soient réunies chez le même sujet, pour qu'en l'absence de toute anamnèse et par la seule considération de ses caractères intrinsèques, on puisse, dans beaucoup de cas, sinon toujours, affirmer l'origine *hébéphréno-catatonique* ou *maniaco-dépressive*, d'un *syndrome maniaque* ou *stuporeux*.

VI. — ÉTIOLOGIE ET NATURE

Avant d'aborder l'étude de l'étiologie et de la nature de la folie maniaque-dépressive, il nous faut dire un mot de la fréquence de cette affection et de l'état mental habituel des sujets chez lesquels on l'observe.

La fréquence de la folie maniaque-dépressive est,

d'après Kræpelin, de 10 à 15 p. 100 du total des admissions dans les asiles.

La proportion trouvée par Peixoto au Brésil est beaucoup plus faible ; sur 6257 aliénés entrés, de 1894 à 1903, à l'hospice de Rio-de-Janeiro, cet auteur compte seulement 413 maniaques dépressifs, soit 6,60 p. 100.

Le chiffre que nous avons obtenu à la Salpêtrière est sensiblement plus élevé, 17,5 p. 100, mais il s'agit ici uniquement de femmes et l'on verra plus loin que la psychose maniaque-dépressive est notablement plus fréquente dans le sexe féminin.

La folie maniaque-dépressive se montre habituellement chez des sujets qui, avant l'éclosion de la maladie, ne se faisaient remarquer par aucune anomalie de l'intelligence ou du caractère et chez lesquels on ne constate aucun des stigmates psychiques ou physiques considérés comme caractéristiques de la dégénérescence mentale. Il n'en faut pas moins admettre, comme on le verra plus loin, l'existence chez ces malades d'un fléchissement anormal de la résistance du système nerveux.

Étiologie. — Si la cause vraie, la cause pathogène de la folie maniaque-dépressive nous échappe encore, du moins connaissons-nous un certain nombre de moments étiologiques dont les uns semblent favoriser l'apparition de la maladie et les autres présider à son éclosion. Les premiers sont connus sous le nom de *causes prédisposantes*, les seconds sous celui de *causes occasionnelles*.

Causes prédisposantes. — Elles sont au nombre de trois : *l'âge, le sexe* et *l'hérédité*.

Age. — D'après une statistique de Serge Soukhanoff et de P. Gannouchkine (1), c'est entre quinze et vingt-cinq ans que la folie circulaire présente son maximum de fréquence (50 cas sur 84, soit presque les 2/3).

Ces chiffres sont très voisins de ceux de Kræpelin qui admet que la maladie débute avant vingt-cinq ans dans les 2/3 des cas pris en bloc, sans tenir compte du sexe, et dans les 3/4 des cas appartenant exclusivement au sexe féminin.

(1) S. Soukhanoff et P. Gannouchkine, Étude sur la folie circulaire et les formes circul. des psychoses (*Journ. de neur.*, 1903, p. 165).

Peixoto a constaté, en outre, qu'au Brésil il y a beaucoup moins de maniaques dépressifs jeunes, c'est-à-dire de moins de vingt ans, qu'en Allemagne, mais qu'après quarante ans il y en a beaucoup plus.

SEXE. — P. Falret avait déjà noté autrefois la plus grande fréquence de la psychose circulaire dans le sexe féminin; son opinion a été confirmée par la plupart des auteurs.

Si l'on tient compte de ce fait que l'aliénation mentale, d'une façon générale, est plus commune chez l'homme que chez la femme, il faut admettre, disent Serge Soukhanoff et Gannouchkine, que pour 1 homme atteint de psychose circulaire, il y a 2,74 femmes, ce qui revient à dire que les femmes sont environ trois fois plus sujettes à cette affection que les hommes.

Il faut noter que, d'après ces auteurs, les femmes sont également trois fois plus exposées que les hommes à la *manie* et à la *mélancolie simples*. On voudra bien nous accorder que la prédisposition trois fois plus considérable du sexe féminin à contracter la *manie*, la *mélancolie* et la *folie circulaire*, constitue un argument de haute valeur en faveur de la synthèse qui réunit ces trois affections.

Contrairement à ce qui a été observé en Europe, la manie-dépressive au Brésil serait un peu plus fréquente chez les hommes que chez les femmes (0,8 au lieu de 0,2 p. 100, Peixoto).

Au Brésil, en outre, les diverses races paraissent inégalement prédisposées à cette affection : plus de la moitié des cas appartiennent à la race blanche (exactement 53 p. 100); plus d'un quart, ou 28 p. 100, aux races métisses et plus d'un sixième, soit 10 p. 100, à la race noire.

HÉRÉDITÉ. — L'hérédité est ici, comme pour les autres vésanies, l'élément étiologique prédominant; sur ce point l'accord est unanime. L'existence de tares héréditaires plus ou moins prononcées s'observerait dans 90 p. 100 des cas d'après Weygandt, dans 87,01 p. 100 d'après Serge Soukhanoff et Gannouchkine, et dans 80 p. 100 pour Kræpelin.

Soukhanoff et Gannouckhino ont encore constaté que le chiffre représentant le pourcentage de la prédisposition héréditaire était le même, c'est-à-dire de 87 p. 100 dans la *psychose circulaire* et dans la *manie* dite *simple*; dans la *mélancolie*, ils ont trouvé un chiffre un peu plus faible, 82 p. 100. Ainsi s'évanouit l'argument que certains auteurs ont tiré de l'hérédité, pour séparer la folie circulaire de la manie et de la dépression simples non récidivantes.

Les affections relevées le plus fréquemment chez les ascendants sont : l'alcoolisme, l'épilepsie, l'hystérie, des lésions organiques du cerveau et aussi des vésanies variées, notamment des psychoses maniaques ou dépressives.

Dans la folie intermittente, en effet, l'hérédité est souvent *similaire*. J. Falret rapporte que son père et lui ont observé l'existence de la folie circulaire dans trois générations, chez la grand'mère, la mère et la fille. Peixoto a vu trois femmes, la mère et ses deux filles, qui ont eu toutes trois des accès d'excitation-dépression absolument semblables, coïncidant avec des troubles menstruels, des grossesses et la ménopause. Le même auteur relate l'observation d'un maniaque dépressif dont la mère, la grand'mère maternelle et deux tantes avaient également présenté des accès tout à fait comparables aux siens.

Des trois causes prédisposantes que nous venons de passer en revue, c'est incontestablement l'hérédité qui joue le rôle le plus important et l'on peut dire sans exagération qu'elle entre pour près des 8 à 9 dixièmes dans le développement de la maladie. On voit par là combien est restreinte l'intervention des causes dites occasionnelles que nous allons maintenant examiner.

Causes occasionnelles. — Elles sont très variées et peuvent être divisées en *physiologiques*, *pathologiques* et *psychiques*.

Parmi les premières, nous signalerons *l'évolution pubérale, la grossesse, l'état puerpéral, la ménopause*; parmi les secondes, *les irrégularités de la menstruation, les traumatismes craniens* (Pilez), *le surmenage, les excès, les affections viscérales douloureuses*, etc.

Quant aux troisièmes, ce sont toutes *les émotions morales, vives et prolongées, de nature déprimante*.

Comme on le voit par cett simple énumération, c'est

l'interminable série des causes banales invoquées par les familles à l'occasion de l'apparition de tous les genres de folie. Leur variété exclut leur spécificité. Si l'on ne veut pas leur refuser toute valeur, ce qu'on serait tenté de faire en s'appuyant sur les nombreux accès maniaques ou dépressifs qui surviennent, en l'absence de toute cause appréciable, notamment chez les malades internés dont les conditions morales et physiques, restent identiques, il faut admettre qu'elles agissent par un processus univoque, c'est-à-dire à la faveur des perturbations qu'elles impriment aux échanges nutritifs, en un mot, par auto-intoxication.

Cette donnée repose aujourd'hui sur un nombre assez important de faits expérimentaux et cliniques pour tous les états physiologiques et pathologiques d'ordre génital : puberté, grossesse, infections puerpérales, âge critique, etc., et aussi pour les affections chroniques du foie, du rein, des capsules surrénales. Elle n'est pas moins bien établie en ce qui concerne l'action des chocs physiques ou moraux.

Quelques auteurs ont même émis l'hypothèse que les troubles organiques ou fonctionnels des appareils digestif, génito-urinaire, etc., n'agissaient sur les centres nerveux qu'à la faveur des émotions dont elles s'accompagnent chez les sujets prédisposés.

Quoi qu'il en soit, le rôle des *émotions* sur les fonctions psychiques ne saurait être mis en doute.

Il est intéressant en outre de relever que celles qui provoquent la folie sont toujours des émotions tristes et dépressives (Parchappe). Il est extrêmement rare, dit Griesinger, qu'une joie immodérée détermine à elle seule la folie, si tant est que cela arrive jamais.

Plus près de nous, Féré dit également que les émotions sthéniques, la joie, le plaisir, sous leurs différentes formes, sont rarement et peut-être jamais la cause déterminante des maladies mentales, dans l'étiologie desquelles on retrouve, au contraire, presque toujours des émotions dépressives ou des conditions physiques qui leur donnent naissance. On ne peut guère, par conséquent, être « fou de joie » qu'au figuré.

Nature. — Il résulte de tout ce qui précède que la manie ne doit plus être considérée comme l'antithèse de la mélancolie : l'une et l'autre naissent sur un fond de dépression et débutent par des phénomènes de dépression accompagnés de douleur morale.

La dépression psychique qui se trouve à la base de tous les états maniaques dépressifs prend sa source dans un trouble de la cénesthésie. C'est un point que tous les auteurs reconnaissent. « Notre individualité psychique, disent Anglade et Gilbert Ballet, est conditionnée par la série des sensations internes qui résultent du jeu de nos divers organes. L'ensemble de ces sensations constitue ce que l'on appelle l'état cénesthésique. Or de cet état cénesthésique dépendent les sentiments, les tendances, les désirs, les passions, qui constituent les éléments de la vie affective. Qu'il soit troublé et du même coup notre personnalité en sera profondément modifiée (1). » C'est précisément ce qui a lieu dans la folie maniaque-dépressive; il faut donc admettre à la base de cette affection une perturbation de la cénesthésie.

Mais quel est le mécanisme de cette perturbation? A défaut de constatations anatomo-pathologiques précises (2), on a eu recours à diverses hypothèses. Les deux plus récentes sont, à notre connaissance, celles de Ramon y Cajal et de Bresler.

D'après le premier de ces auteurs, les cellules névrogliques situées au voisinage des vaisseaux suscitent, par la contraction ou l'allongement de leurs prolongements, des dilatations ou des rétractions vasculaires qui déterminent des hyperémies et des anémies cérébrales. D'autre part, directement et sans l'intervention des vaisseaux, les mêmes cellules par leurs mouvements, établissent ou suppriment les contacts entre les cellules nerveuses qu'elles sont chargées d'isoler. Or, c'est en rétractant le protoplasma de leurs appendices que les pseudopodes névrogliques permettent entre les cellules

---

(1) Anglade et Gilbert Ballet, in Traité de pathologie mentale de Gilbert Ballet, 1903, p. 316.

(2) Malgré l'intérêt des lésions constatées par un certain nombre d'auteurs (Mouratow, Viglesworth, Klippel et Azoulay, Anglade, etc.), chez des malades atteints de psychoses périodiques ou circulaires, il ne nous a pas paru que le moment fût venu de consacrer un chapitre spécial à l'anatomo-pathologie de la folie maniaque-dépressive.

et les arborisations nerveuses l'établissement de contacts anormaux. Ainsi s'expliqueraient la fuite des idées, l'exaltation de la pensée et l'exagération des réactions motrices qui sont le propre des états maniaques.

Bresler a émis une autre hypothèse (1). Cet auteur suppose que les cellules corticales à cylindre-axe court président aux mouvements des prolongements des autres cellules, leur donnent une direction, une vitesse et un ordre déterminés. En un mot, ces cellules constitueraient en quelque sorte des appareils de régulation de l'amiboïsme cellulaire. On conçoit donc que le trouble de ces appareils puisse avoir pour conséquence soit une activité désordonnée des éléments cellulaires abandonnés à eux-mêmes avec prédominance de l'automatisme cérébral, soit une inhibition de ces mêmes éléments, et quelquefois enfin, l'inhibition de quelques-uns de ces éléments en même temps que la suractivité des autres.

On pourrait, croyons-nous, dire plus simplement, — mais toujours théoriquement, — que la perturbation de la cénesthésie est due, soit à une trop grande diffusion de l'ébranlement moléculaire déterminé dans le cerveau par les excitations internes, soit, au contraire, à ce qu'au lieu de diffuser, cet ébranlement moléculaire s'éteint sur place par défaut de perméabilité des voies d'association, sans provoquer la réponse adéquate des centres.

On conçoit, en effet, que l'état d'infériorité ou de moindre résistance des centres psychiques qui est la condition *nécessaire* de tous les états maniaques dépressifs, favorise à peu près également la production de ces deux phénomènes. Dans le premier cas, celui d'une diffusion exagérée, on observera des réactions sensitives, motrices, vaso-motrices et psychiques, qui, en se combinant et en s'associant en diverses proportions, reproduiront assez exactement le tableau clinique des différentes formes des états maniaques. « La condition de la manie, dit Franz, n'est pas une *capacité* motrice accrue, mais simplement une *diffusion* motrice accrue (2). »

(1) BRESLER, *loc. cit.*

(2) FRANZ, La durée de quelques processus mentaux dans le retard ou l'excitation de la folie (*American Journal of Psychology*, an. in *Journal de psychologie*, 1906, p. 371).

Dans le second cas, celui où l'ébranlement moléculaire n'a aucun retentissement, no provoque aucune réaction des centres, on aura sous les yeux le syndrome de l'inhibition psychique ou psycho-motrice qui caractérise les états dépressifs.

Le même mécanisme psycho-pathologique est facilement applicable aux états mixtes; il suffit d'admettre pour les concevoir qu'il y a diffusion de l'ébranlement moléculaire sur certains centres et inhibition ou action d'arrêt sur certains autres.

Ces variations d'excitabilité sont du reste indispensables pour comprendre l'apparition, sans cause exo ou endogène connue, de nouveaux accès, chez les sujets internés, dont rien n'est changé dans les conditions matérielles ou morales de l'existence.

Pour expliquer enfin que, chez les sujets alternativement déprimés et excités, il y ait tantôt diffusion et tantôt inhibition, on peut supposer que les conditions d'excitabilité des centres ne sont pas toujours identiques, qu'elles varient sous diverses influences qui nous échappent encore, mais au premier rang desquelles doivent sans doute prendre place les processus d'auto-intoxication auxquels il a été fait allusion plus haut.

« La manie et la mélancolie, dit Tanzi, dépendent probablement l'une et l'autre de conditions générales de l'organisme, sans doute de produits spéciaux des échanges organiques qui, versés dans la circulation, exercent une action plus ou moins générale sur les fonctions cérébrales. Le cerveau serait donc l'organe qui signalerait une auto-intoxication générale ; on pourrait même soutenir que, les échanges étant normaux, il s'agit d'une *sensibilité spéciale du cerveau* à des toxines normales (1). »

Dans le même ordre d'idées et en s'appuyant sur les nombreux cas d'association de la maladie de Basedow avec des troubles mentaux, notamment avec des accès de manie et de mélancolie (Savage, Cane, Collins, Ball, Joffroy, etc.) en même temps que sur leurs constatations personnelles, Parhon et Marbe (2) ont émis tout récom-

(1) Tanzi, Traité des maladies mentales, 1905.

(2) Parhon et Marbe, Contribution à l'étude des troubles mentaux de la maladie de Basedow. (*L'Encéphale*, 1906, n° 5.)

ment l'opinion que la manie et la mélancolie ne constituaient que des états morbides, des moments, des scènes d'un seul et même drame pouvant germer sur un état pathologique plus ou moins identique à celui créé par la maladie de Basedow ou pour mieux dire par l'insuffisance thyroïdienne.

Ces données sont à coup sûr suggestives, mais il reste encore trop de lacunes dans nos connaissances relatives aux processus auto-toxiques pour qu'on puisse les accepter sans réserves ; nous nous en tiendrons donc au seul fait jusqu'à présent unanimement admis, à savoir que le phénomène psychique primitif et constant qui sert de substratum aux états maniaques dépressifs est un trouble émotionnel ou affectif.

La folie maniaque-dépressive est donc primitivement une maladie de la sensibilité morale, de la cénesthésie cérébrale, qui ne devient que secondairement une maladie de l'intelligence (Anglade). C'est une *dyscénesthésie* (Peixoto) qui a sa place marquée dans le grand groupe des *cénesthopathies*, dont l'étude n'a été jusqu'ici qu'à peine effleurée.

VII. — CONSIDÉRATIONS MÉDICO-LÉGALES

La psychose maniaque-dépressive soulève plusieurs questions d'ordre médico-légal que nous ne pouvons passer complètement sous silence.

Au cours des états maniaques, notamment des accès d'hypomanie, l'optimisme inébranlable des malades les conduit souvent à commettre une série d'actes de nature à compromettre leur fortune ou celle de leur famille. Parmi les plus fréquents, nous signalerons : des *dons* ou des *achats inconsidérés*, des *spéculations hasardeuses*, des *contrats léonins*, des *testaments ridicules*, etc.

Le médecin consulté sur la *validité* de ces actes devra les déclarer entachés de *nullité*, en s'appuyant d'abord sur la constatation des principaux phénomènes morbides existant au moment où ils ont été accomplis, et aussi sur une étude approfondie des antécédents héréditaires et personnels du malade.

Celui-ci devra bénéficier de la même *irresponsabilité* pour les *actes délictueux*, tels que *vols, scandales, rébellion* contre les autorités, lorsqu'ils auront eu lieu manifestement pendant les paroxysmes maniaques.

La question sera un peu plus délicate à trancher pendant les intermittences.

Si, pour la majorité des aliénistes français, en effet, le retour à la raison est complet pendant ces périodes, nous savons qu'il n'en est pas de même pour les auteurs étrangers (Kraft-Ebing, Schüle, Kræpelin, etc.).

D'après ceux-ci, il subsisterait toujours pendant les phases intercalaires des accès un léger degré d'affaiblissement des facultés, une irritabilité anormale, une diminution du libre arbitre et une moindre résistance aux impulsions instinctives.

Le médecin devra tenir grand compte en pareil cas de l'évolution de la maladie, de la durée des accès et de celle des périodes qui les séparent. Il est à peu près universellement admis que ces périodes intercalaires sont plus franches après les premiers accès que lorsque ceux-ci se sont renouvelés un grand nombre de fois. « Quand la maladie évolue depuis de longues années, dit Arnaud, l'intelligence a plus de peine à retrouver son équilibre, les traces de l'accès sont de plus en plus persistantes, et elles ne s'effacent plus complètement, même au cours des intermittences d'une longue durée, lesquelles d'ailleurs sont devenues beaucoup plus rares (1). »

Les mêmes considérations s'appliquent aux intermittences très courtes, de quelques jours ou de quelques semaines; celles-ci doivent être envisagées comme correspondant plutôt à une rémission de la maladie qu'à sa véritable disparition. Il semble donc qu'on soit en droit d'admettre une *responsabilité mitigée*, lorsqu'on se trouve en présence d'actes accomplis, soit dans des phases intercalaires de très courte durée, soit pendant les intermittences, brèves ou longues, qui succèdent à une série d'accès prolongés.

____

(1) Arnaud, in Traité de Pathologie mentale de Gilbert Ballet, p. 594.

VIII. — TRAITEMENT

Les deux indications capitales en présence d'un sujet atteint de psychose maniaque-dépressive sont : 1° *de faire cesser ou d'abréger la durée des accès*; 2° *d'en prévenir le retour*. Or ni l'une ni l'autre de ces indications ne peuvent être réalisées par les moyens dont nous disposons actuellement.

Ni les *agents médicamenteux*, ni les *pratiques hydrothérapiques*, ni même la *psychothérapie* la plus rationnelle et la plus méthodique, ne sont en réalité capables d'arrêter ou de modifier l'évolution d'un paroxysme maniaco-dépressif. Comme l'a fait depuis longtemps remarquer J. Falret, lorsque ces moyens paraissent avoir eu une action efficace, c'est à la période de déclin et l'on peut alors se demander si la diminution est due, dans ces circonstances, à l'influence du traitement ou à la décroissance prévue et à la marche naturelle de la maladie.

Nous nous rallions donc complètement à l'opinion de Gilbert Ballet qui tout récemment encore écrivait — non sans à propos — : « je ne sache pas que par la *psychothérapie*, quelle qu'en soit la forme, ou par *tout autre moyen*, on ait jamais abrégé d'une heure la durée de l'accès de dépression périodique le plus léger, pas plus que celle de l'accès le plus accusé de folie à double forme (1) ».

Traitement symptomatique. — Si nous sommes complètement désarmés contre le principe même de la maladie, on peut cependant lutter efficacement contre ses principaux symptômes. Parmi ceux-ci, l'*agitation* des états maniaques réclame le plus souvent une intervention. Quand elle est modérée, on pourra se borner à la combattre par les *sédatifs* et les *hypnotiques* habituels (bromures alcalins, chloral, véronal, etc.). Quand elle est plus accentuée, on prescrira le *séjour au lit* et surtout les *bains tièdes prolongés* pendant la plus grande partie du jour.

(1) Gilbert Ballet, In *Bulletin médical*, 1906, n° 88, p. 983.

D'une façon générale, les maniaques dépressifs acceptent mieux ce dernier mode de traitement que l'alitement. Ils sortent bien de temps à autre des baignoires pour donner plus libre cours à leur besoin d'activité, mais ils s'y montrent relativement plus calmes qu'au lit.

Contre les états d'*agitation extrême* dans lesquels les malades risquent de se blesser ou sont réellement dangereux pour l'entourage, on aura recours au *chlorhydrate d'hyoscine* ou au *sulfate de duboisine.*

Administrés méthodiquement, aux doses de un demi à un milligramme, par la bouche ou en injection sous-cutanée, avant ou au moment du repas, ces médicaments, déjà préconisés autrefois par Magnan, plongent les malades au bout de quelques minutes dans un état de torpeur et de résolution musculaire qui persiste de quatre à six heures. Maniés avec circonspection, ces médicaments sont sans danger. Il faut toutefois s'abstenir autant que possible de les prescrire plusieurs jours de suite, pour éviter l'accoutumance et les phénomènes de dénutrition consécutifs à leur emploi prolongé.

Dans les *états dépressifs,* le médecin doit se préoccuper avant tout de *soutenir les forces* des malades et de prévenir les *tentatives d'auto-mutilation* et de *suicide.* La première indication sera remplie en maintenant les patients au lit, en s'assurant qu'ils s'alimentent d'une façon suffisante et, si besoin est, en ayant recours à l'*alimentation artificielle.*

Pour prévenir les tentatives de suicide et les auto-mutilations, le moyen le plus sûr est également le *séjour au lit,* en ayant soin de placer à poste fixe, à côté du malade, un ou deux infirmiers dont la surveillance ne devra jamais se relâcher, de nuit comme de jour.

Les engins de contrainte physique qui comptent encore quelques partisans doivent être absolument proscrits, car ils provoquent des réactions impulsives mises à tort sur le compte de la maladie, sans parler des accidents, parfois mortels, qui leur sont imputables (Magnan).

Pour des raisons analogues, on s'abstiendra également de mettre le malade en cellule. On se bornera à l'*isoler* pendant quelques heures, mais sous une surveillance constante, dans une chambre placée à l'extrémité de la salle commune et communiquant librement avec elle.

Il nous reste une dernière question à examiner, celle du *milieu* qui convient le mieux au malade pour la mise en œuvre des moyens qui viennent d'être passés en revue.

Une grande partie de la clientèle actuelle des établissements d'hydrothérapie, des « maisons de santé, des sanatoria pour nerveux » est composée de maniaques dépressifs étiquetés neurasthéniques. Ce sont là, en effet, les établissements de choix pour les formes légères des états dépressifs connus sous les noms de dépression neurasthénique simple, de mélancolie sans délire, de neurasthénie mélancolique, etc., mais sous la réserve que ces malades y soient l'objet d'une surveillance rigoureuse, car il ne faut jamais perdre de vue que les sujets atteints de ces états dépressifs atténués mettent plus facilement à exécution leurs idées de suicide que ceux qui présentent les formes stuporeuses. Aussi n'hésitons-nous pas à recommander le placement de ces derniers malades dans les mêmes établissements, de préférence aux « maisons fermées », à la condition qu'ils soient *constamment* sous la garde d'infirmiers prêts à prévenir leurs raptus impulsifs.

Par contre, il est indispensable d'avoir recours à l'*internement* des malades atteints des formes graves des états maniaques ou mixtes. Outre que l'irritabilité le plus souvent extrême de ces malades, leurs accès de colère, les actes impulsifs auxquels ils ne savent pas résister, les rendent dangereux pour eux-mêmes et pour leur entourage, c'est seulement dans des établissements où existe une discipline sévère, qu'ils se soumettront aux exigences du traitement dont ils sont justiciables.

Quant aux simples hypomaniaques, ils échappent en général à toute espèce d'intervention médicale, car, comme nous l'avons déjà signalé, non seulement ils méconnaissent toujours complètement le caractère morbide de leur suractivité physique et intellectuelle, mais celle-ci passe même souvent inaperçue de l'entourage. Le médecin n'assiste donc qu'exceptionnellement à l'évolution des accès d'hypomanie, du moins dans leurs formes légères, et le plus souvent en simple spectateur.

TABLE DES MATIÈRES

Introduction.. 5

I. — **Historique critique et Définition**..... 6
    I. — Période ancienne..... 6
    II. — Période française........................ 8
    III. — Période allemande...................... 12

II. — **Symptomatologie générale**..................... 21
    Symptômes fondamentaux........................... 22
    Troubles de l'affectivité........................ 22
    Troubles de la psycho-motilité.................. 23
    Troubles de la sphère intellectuelle............. 26
    Symptômes accessoires........................... 28
    Symptômes physiques............................. 29

III. — **Types cliniques**............................... 33
    A. États maniaques.............................. 33
    Excitation maniaque simple ou hypomanie........... 33
    Agitation maniaque (manie franche, manie grave,
    manie furieuse)................................... 35
    Agitation maniaque avec troubles psycho-sensoriels et
    idées délirantes (manie délirante)................ 39

    B. États dépressifs............................... 42
    Dépression simple (dépression mélancolique, mélancolie
    avec conscience, mélancolie sans délire)........... 42
    Dépression grave, stupeur (mélancolie avec stupeur)... 43
    Dépression délirante (mélancolie délirante).......... 45

    C. États mixtes................................. 46

IV. — **Évolution et pronostic**......................... 55
    Début, durée et terminaison des accès................ 55
    Modes d'enchaînement et succession des accès.......... 58

De l'état mental des malades dans l'intervalle des accès.   63
Évolution de la folie maniaque-dépressive considérée dans son ensemble............................ 64
Pronostic.. 65

V. — Diagnostic............................ 67

    Syndromes névrosiques........................ 69
        Neurasthénie............................ 69
        Hystérie............................ 70
        Épilepsie. 71

    Psychoses toxiques et infectieuses.................... 72
    Psychopathies organiques........................ 74
        Mélancolie d'involution.................... 74
        Paralysie générale...................... 76
        Psychoses hébéphréno-catatoniques (Démence précoce)............................ 77

VI. — Étiologie et nature........................ 82

    Étiologie........................ 83

    Causes prédisposantes........................ 83
        Age........................ 83
        Sexe........................ 84
        Hérédité........................ 84

    Causes occasionnelles........................ 85

    Nature........................ 86

VII. — Considérations médico-légales.................... 90
VIII. — Traitement........................ 92

    Traitement symptomatique.................... 92

9689-06. — Corbeil. Imprimerie Éd. Crété.

www.ingramcontent.com/pod-product-compliance
Ingram Content Group UK Ltd.
Pitfield, Milton Keynes, MK11 3LW, UK
UKHW021310190726
13839UKWH00007B/824